KB015727

의사
어떻게
되었을까
?

꿈을 이룬 사람들의 생생한 직업 이야기 13편
의사 어떻게 되었을까?

1판 1쇄 찍음 2017년 10월 24일
1판 5쇄 펴냄 2022년 11월 08일

펴낸곳	㈜캠퍼스멘토
저자	한승배
책임 편집	이동준 · 북커북
진행 · 윤문	북커북
연구 · 기획	오승훈 · 이사라 · 박민아 · 국희진 · 김이삭 · 윤혜원 · ㈜모야컴퍼니
디자인	㈜엔투디
마케팅	윤영재 · 이동준 · 신숙진 · 김지수 · 김수아 · 김연정 · 박제형
교육운영	문태준 · 이동훈 · 박홍수 · 조용근 · 황예인
관리	김동욱 · 지재우 · 임철규 · 최영혜 · 이석기
발행인	안광배

주소	서울시 서초구 강남대로 557 (잠원동, 성한빌딩) 9층 (주)캠퍼스멘토
출판등록	제 2012-000207
구입문의	(02) 333-5966
팩스	(02) 3785-0901
홈페이지	http://www.campusmentor.org

ISBN 978-89-97826-17-9 (43510)

ⓒ 한승배 2017

· 이 책은 ㈜캠퍼스멘토가 저작권자와의 계약에 따라 발행한 것이므로 본사의 서면 허락 없이는
   이 책의 일부 또는 전부를 무단 복제 · 전재 · 발췌할 수 없습니다.
· 잘못된 책은 구입하신 곳에서 교환해 드립니다.

· 인터뷰 및 저자 참여 문의 : 이동준 dj@camtor.co.kr

현직
의사들을
통해 알아보는
리얼 직업
이야기

의사 어떻게

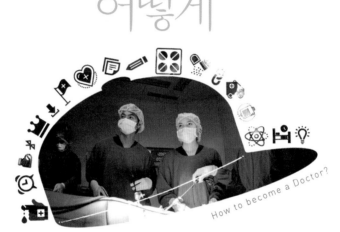

How to become a Doctor?

되었을까?

CampusMentor
캠퍼스멘토

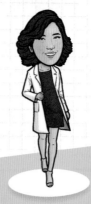

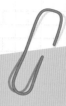

" 도움을 주신 의사들을 소개합니다 "

예방의학 박사 겸 가정의학 전문의
여에스더

- 현) 에스더포뮬러 대표이사
- 전) 에스더클리닉 원장
- 전) 서울대학교병원 가정의학과 초빙교수
- 전) 서울대학교병원 전임의사
- 전) 대한임상영양학회 정책이사, 대한임상건강의학회 학술이사 외
- 서울대학교 대학원 예방의학 석사 및 박사
- 서울대학교 의과대학 졸업

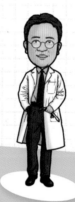

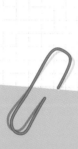

성형외과 전문의
류민희

- 현) 남경의과대학우의병원 북경화한성형병원 원장
- 전) BIO 성형외과 원장
- 대한성형외과학회 정회원 및 종신회원
- 미국성형외과학회(ASPS) 정회원
- 국제미용성형외과학회(ISAPS) 정회원
- 중국미용성형협회(CAPA) 정회원
- 호주 멜버른 얼굴해부코스(MAFAC) 강사(Faculty)
- 영국 캠브리지 국제인명센터(IBC) 및 마르퀴스후즈후 (The Marquis Who's Who) 인명사전 등재

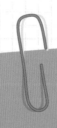

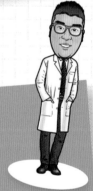

정형외과 의사
서동운

- 현) 두정정형외과 원장
- 전) 양평길병원 정형외과 과장
- 전) 백령병원 정형외과 과장
- 전) 서울아산병원 인턴 및 정형외과 전공의
- 울산대학교 의과대학 졸업

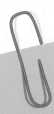

신경외과 의사
강진호

- 현) 라파엘 요양병원 의사
- 효정재활요양병원 의사
- 중앙대학교 대학원 석사 과정 수료
- 서울 보훈 병원 신경과 전공의 수료
- 국립 경찰 병원 수련의 수료
- 강원대학교 의과대학 졸업

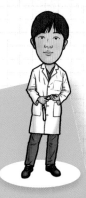

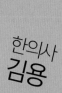

한의사
김용

- 현) 한방재활의학과 전문의
- 현) 한국대학 배구 연맹 부회장
- 전) 강남구 한의사협회 이사
- 경희대학교 한의학 박사
- 연세대학교 보건대학원 최고과정 수료
- 대한스포츠한의학회 팀닥터 과정 수료

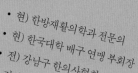

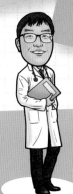

치과의사
오동찬

- 현) 국립소록도 병원 치과장 겸 의료부장
- 전) 공공치의학회장
- 전) 광양보건대 겸임교수
- 전) 국립소록도병원 공중보건치과 의사
  국립소록도병원 치과과장, 의료부장,
  원장 직무대리
- 한림대 강남성심병원 구강외과 인턴 수료
- 조선대학교 치과대학 학사 및 석사

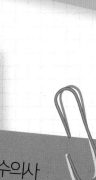

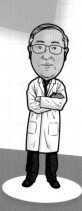

수의사
김문소

- 현) Dunstable Animal Clinic 원장
- 현) Tewksbury State Hospital 재단이사
- 현) Korean American Cultural Foundation of
  Greater Boston(대보스톤 한인문화재단) 이사장
- 전) Tewksbury Animal Hospital 원장
- 미국 매사추세츠주 수의사
- 서울대학교 보건대학원 졸업
- 서울대학교 수의학과 졸업

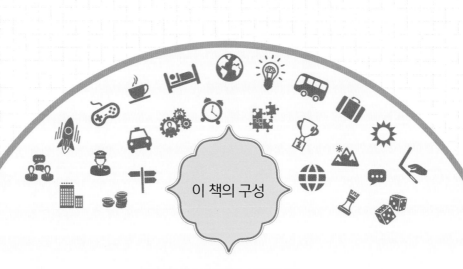

이 책의 구성

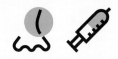

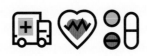

Chapter 3

예비 의사 아카데미

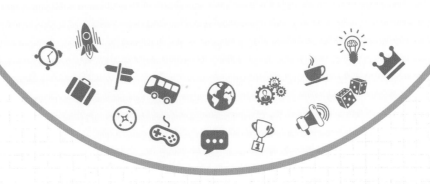

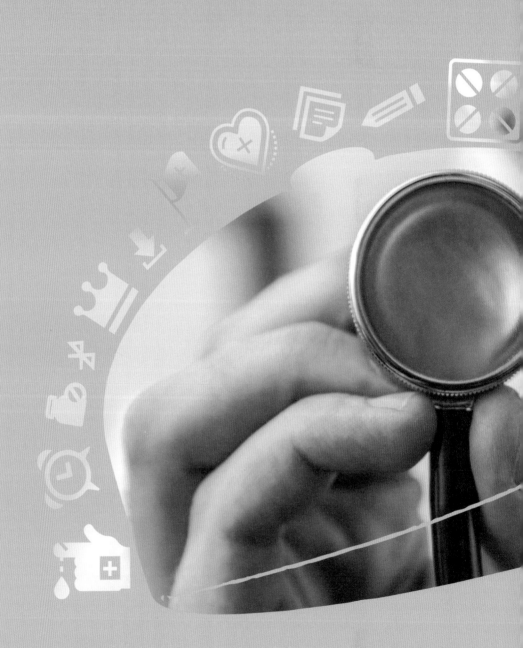

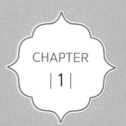
의사,

어떻게
되었을까
?

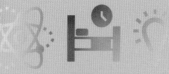
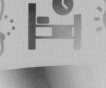

의사란?

의사는

의사는 사람들의 병이나 상처, 몸의 아픈 증상 등을 치료해주고 고쳐주는 사람이다. 몸이 아파 병원에 오거나 여러 가지 질병으로 인해 고통을 받는 환자들에게 알맞은 처방과 진료를 통해서 건강을 되찾게 해주고, 건강한 사람들이 건강을 유지할 수 있도록 하는 역할을 해주는 직업인이다.

의사는 인간의 몸을 연구하고 생명을 다루는 직업이기에 다양한 분야의 전문적 의학 지식을 갖추는 것이 매우 중요하다. 인간의 생명을 다루는 직업이기에 매우 높은 직업적 윤리를 지녀야 하며, 몸이 아픈 환자들의 건강을 책임지고 그 과정에서 환자 및 보호자, 다른 의료진들과 상호 소통하고 협력하는 자세를 가져야 한다.

의사의 분류

일반 의사

사람의 인체 구조가 매우 복잡한 만큼 일반 의사의 종류도 여러 가지가 있다. 수련의 과정을 마치고 취득하는 전문의사의 종류는 총 26가지가 있다. 기초의학 분야에 병리과, 핵의학과, 산업의학과 등 3가지가 있고, 임상의학은 내과, 신경과, 정신과, 외과, 정형외과, 신경외과, 흉부외과, 성형외과, 마취통증의학과, 산부인과, 소아청소년과, 안과, 이비인후과, 피부과, 비뇨기과, 영상의학과, 방사선종양학과, 진단검사의학과, 결핵과, 재활의학과, 예방의학과, 가정의학과, 응급의학과 등 23개가 있다.

- 내과: 소화기, 순환기, 호흡기, 내분비, 신장, 혈액종양, 감염, 알레르기, 류머티즘 등 신체의 기관에 생긴 병을 외과적 수술 없이 고치는 의사이다, 주로 약물치료를 한다.
- 외과: 외상 및 소화기관(위, 장, 항문, 간) 등을 대상으로 주로 수술을 담당한다.
- 정형외과: 팔이나 다리, 관절, 척추 등과 관련된 근육이나 골격 이상 염증 등 운동기관이 정상적인 기능을 할 수 있도록 치료를 담당한다.
- 흉부외과: 심장이나 폐, 식도, 횡격막 등 가슴 부위의 기관과 관련된 외과적 질환을 진단하고 수술한다.
- 신경외과: 뇌 및 척수의 혈관질환과 종양, 그리고 척추 디스크 질환 등 중추신경계와 말초신경계에 발생하는 모든 질환을 진단하고, 수술을 포함한 여러 방법으로 치료하며, 사고로 인한 두부 및 척추의 손상을 치료한다. 그 외 통증, 간질 및 운동장애에 대한 수술적 치료를 담당한다.
- 소아청소년과: 어린아이의 질병을 치료 및 처방하며, 어린아이들의 질병 예방을 위해 건강계획을 수립하고 예방접종 등을 실시한다.
- 산부인과: 임산부와 태아의 건강상태를 진단하고 질병을 예방한다. 신생아가 태어나는 것을 돕고, 일반 여성의 생식기와 관련한 각종 질환을 진단하여 약물치료 및 수술을 한다.
- 안과: 눈의 이상이나 안질환 등을 검진하여 치료하고, 필요하면 수술을 한다.
- 이비인후과: 귀, 코, 목 등의 질병과 장애를 진단 치료하고 수술을 담당한다.
- 피부과: 피부에 발생한 질병을 진단하고 약물치료 및 레이저 수술 등의 치료를 한다. 여드름, 사마귀, 점 등의 제거 및 박피, 주름 개선 등의 임무도 수행한다.
- 비뇨기과: 방광, 요도, 전립선, 성기 등의 비뇨 생식 기관의 질환 및 장애를 진단하고 환자를 치료한다.
- 신경과: 신경학적 진찰과 전기생리학적 검사, 초음파검사 및 영상의학적 검사 등을 이용하여 뇌졸중, 간질, 치매, 파킨슨병, 근육병 등 중추신경계, 말초신경계, 자율신경계 및 근육에 발생하는 질환을 진단하고 치료한다.

- 정신건강의학과: 우울증, 정신분열, 치매, 불안장애, 알코올중독, 약물중독 등의 정신질환을 앓는 환자를 검사하여 진단하고 치료하여 정신 건강증진에 대한 포괄적인 서비스를 제공한다.
- 영상의학과: 근골격계 및 뇌혈관계 등의 인체 내부기관의 구조기능을 검사하기 위해 X-ray, MRI, CT 등의 장비를 이용하여 검사를 지시하고 결과를 판독하여 질병을 진단한다.
- 방사선종양학과: 방사선을 이용하여 성인이나 소아, 청소년에게 생긴 각종 악성 및 양성 종양과 관련 질환의 치료를 실시한다.
- 마취통증의학과: 수술이나 치료 전에 환자에게 적합한 마취 방법과 마취량을 결정하는 일을 한다. 또한, 만성 통증 환자에 대한 교육 및 치료와 중환자실 관리에 관여한다.
- 진단검사의학과: 혈액을 비롯한 인체의 여러 부위를 대상으로 검사를 시행함으로써 질병 진단, 예후, 치료 효과 판정에 유용한 정보를 제공한다. 또한, 수혈 및 헌혈과 관련된 업무도 관장한다.
- 병리과: 인체 질환의 형태적, 면역학적 및 분자생물학적 검사와 판독을 통하여 인체 질환을 정확히 진단하고 분류함으로써 환자치료에 중요한 역할을 담당할 뿐 아니라 인체 질환과 관련된 다양한 병리학적 연구 및 교육을 수행한다.
- 예방의학과: 국민의 건강을 증진 유지하고 질병을 예방하기 위해 보건관리나 환경 및 산업보건 개선, 질병의 면역력 향상 등을 연구하고 예방대책을 수립한다.
- 재활의학과: 선천적인 문제 또는 질병이나 사고로 장애가 발생했을 때 사회의 구성원으로 함께 어울려 살아갈 수 있도록 신체적 기능, 인지적 기능, 행동과 활동, 사회 참여에서 삶의 질을 증진하기 위해 개인적 요인과 환경적인 요인을 조정하는 치료를 계획하여 제공하고 관리한다.
- 결핵과: 폐 기능 검사 및 객담검사 등을 통해 폐, 신장, 뼈나 관절 등에 침투하는 결핵균에 의한 질병을 진단한다.
- 성형외과: 얼굴이나 신체의 기형이나 변형을 정상적인 모양으로 고치거나 미용 목적으로 외형을 개선하기 위해 수술을 한다.
- 가정의학과: 연령, 성별, 질병의 종류에 상관없이 흔히 발생하는 질병을 진단하고 치료하며, 건강을 위해 음식조절, 운동, 위생관리, 스트레스 관리, 금연 등에 대해 조언하는 등 종합적인 의료 행위를 한다.
- 응급의학과: 즉각적 의료 행위가 필요한 급성 질환이나 손상의 치료를 담당하는 진료과로 생명이 위급한 응급환자에게 심폐소생술 등을 이용해 최단시간 내에 응급처치를 시행한다.
- 핵의학과: 방사성 의약품, 방사성 추적자, 분자영상법 등을 이용하여 질병을 진단 치료하고 연구하는 분야로 감마 카메라, SPECT, PET 등의 핵의학 영상기기를 이용한 영상검사, 방사선 계측기를 사용한 체외검사, 방사성동위원소 치료 등이 대표적인 예이다.
- 작업환경의학과: 사무실, 공장, 매장 등 작업현장에서 일하는 근로자들에게 발생할 수 있는 질환이나 상해에 대하여 연구하고 진단 및 치료, 재활업무를 담당한다.

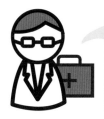

잠깐!) 내과 의사와 외과 의사는 어떻게 다른가요?

내과 의사는 우리 몸속의 내장 기관에 생기는 병이나 장애, 알레르기 등을 진료하는 의사예요. 엑스레이 검사, 혈액 검사, 내시경 검사, MRI 검사 등 각종 검사와 진찰을 통해 진단하고, 약과 물리 요법으로 치료를 하죠. 내과에서 수술은 하지 않아요. 내과, 소아청소년과, 신경과, 피부과, 정신과, 방사선과 등이 해당하죠.

외과 의사는 우리 몸의 외부에 난 상처를 치료하거나 몸의 내부에 병을 약물이나 수술과 같은 방법으로 치료하는 의사예요. 수술하는 의사는 모두 외과 의사라고 보면 되죠. 외과, 정형외과, 신경외과, 흉부외과, 성형외과, 안과, 이비인후과, 산부인과 등이 있어요.

내과 의사와 외과 의사는 서로 협력하여 환자를 치료해야 해요. 똑같이 배가 아파서 병원에 가더라도, 약을 먹어서 치료할 수 있으면 내과 의사가, 수술이 필요한 병이면 외과 의사가 진료하게 되지요.

일반 의사가 하는 일

몸이 아픈 환자의 병의 원인을 찾아내어 적절한 치료 행위와 병을 예방하는 일을 한다. 의사는 사람의 생명과 건강을 지킨다는 자부심과 보람이 큰 만큼 힘들 때도 많이 있다. 매일 아픈 환자를 만나야 하므로 각종 세균이나 바이러스에 감염될 가능성이 높고, 수술이나 치료를 하다가 베이고 다치는 경우도 발생한다. 생명과 건강을 다루는 직업이기에 실수하면 안 된다는 긴장감과 스트레스도 매우 큰 직업이다.

· 환자의 아픈 증상에 따라 각종 검사를 한 후 검사 결과를 바탕으로 정확한 진단을 내리고 증상에 따른 병의 치료 범위와 치료방법 및 치료 순서를 정한다.

· 다양한 의료 장비와 수술 장비, 특수기술들을 활용하여 환자에게 맞는 질병을 치료하고 건강한 몸을 되찾을 수 있도록 도와준다.

· 환자가 복용해야 하는 약을 처방하고 환자에게 맞는 식사나 질병 예방 등에 대해 조언을 한다.

· 전쟁이나 기아, 전염병, 지진 같은 자연재해 등을 당한 지역에 가서 구호 활동을 펼치거나 현지에서 의사들을 양성하기도 하고, 병원을 세우는 데 참여한다.

한의사

한의사는 동양의 의학인 한약과 침술 등의 한방 의료기술을 이용하여 환자의 상태를 확인하고 치료하는 사람이다. 한의학은 중국에서 전래하여 우리나라에서 독자적으로 발달한 전통 의학이다. 한의학은 서양 의학과 달리 한약, 침, 뜸 등을 이용하여 수술 없이 환자 스스로 건강을 회복할 수 있도록 한다는 점이 다르다. 아픈 사람의 병을 낫게 하는 일도 하지만 건강한 사람들이 건강을 유지할 수 있도록 도와주는 일도 한다.

한의사가 하는 일

한의사는 사람의 맥을 짚거나 얼굴색, 눈동자 등을 관찰하고, 호흡과 맥박 등을 체크하여 그 결과를 바탕으로 가장 적절한 치료 방법을 선택하여 치료한다. 한의사는 약물요법과 식이요법, 침구 요법 등을 활용하여 환자를 치료하고, 신체 중 기운이 순환하는 경락과 경혈, 근막 등을 자극하여 몸의 기운을 회복하도록 한다. 한의사는 환자가 없는 시간이나 진료가 끝난 시간 후의 시간을 활용해 한의학 관련 서적이나 논문 등을 살펴보고 더 좋은 치료방법이나 새로운 치료 방법에 대해 연구를 하고, 각종 학회 참석 등을 통해 최신 한의학 정보를 습득하는 일도 한다.

- 환자의 얼굴색이나 피부 윤기, 혀 등을 눈으로 관찰하는 망진, 환자의 말이나 호흡, 기침 등의 소리를 듣고 하는 청진, 환자의 질병 발생 과정 및 증상을 묻는 문진, 맥을 짚어보거나 신체를 눌러보는 절진 등의 방법으로 환자의 상태를 진단한다.
- 환자의 정확한 체질을 찾아내어 체질에 맞은 한약재를 처방해주고 건강 예방법을 알려준다.
- 몸 안에 나빠진 피나 고름 등을 제거하기 위해 부황 등의 다양한 한방 치료방법을 통해 환자를 치료한다.
- 사람의 몸 안 혈액의 혈이 지나가는 경락에 자극을 주기 위하여 침술을 이용해 피부, 근육 등을 깊게 혹은 얕게 찌른다.

한방 치료법의 종류

한의학에서는 환자 몸 상태에 따라 침술, 뜸, 추나요법, 약침요법 등 다양한 치료 방법을 활용한다.

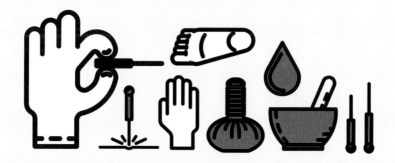

- 침술: 침술 치료는 환자의 기를 잘 통하게 하기 위해서 '혈'이라고 하는 인체의 자리에 침을 놓는 것이다. 치료에 사용되는 침들은 가늘고 긴 형태의 도구로 화학적인 물질을 전혀 포함하고 있지 않은 위생적인 도구이다. 침술 치료는 아프지 않으며 환자의 긴장을 풀어주고 편안하게 해 주는 효과 때문에 많이 사용되고 있다.

- 뜸: 한의학이 등장한 초기부터 침 치료와 함께 발전해온 한의학의 주요 치료 수단이다. 쑥과 같은 물질을 작은 크기로 뭉쳐서 아픈 부위 또는 아픈 부위와 관련된 뜸 자리에 놓고 태워 자극을 주어 질병을 치료한다. 뜸을 통해서 피를 잘 통하게 하고 어혈을 풀며 아픔을 멈추는 작용을 한다.

- 추나요법: 손 또는 신체 일부분을 이용해, 허리디스크, 척추관협착증, 근골격계 통증이 있는 환자의 관절·근육·인대를 교정해서 질환이나 증상을 치료하는 방법이다. 추나요법을 통해서 비뚤어진 뼈와 관절이 똑바로 교정되면서 혈액순환이 잘 되고 손으로 손상된 조직과 세포를 자극함으로써 손상된 곳이 스스로 재생되도록 한다.

- 약침요법: 인체의 기가 모이는 곳인 경혈 부위에 한약을 달여서 추출한 약액을 높은 온도로 정제하여 약침을 놓아 침의 효과를 살리고, 한약의 처방 원리를 이용하여 선택된 약물의 효과를 거둘 수 있는 치료법이다.

치과 의사

생활 수준의 향상으로 식생활 방식이 바뀌고, 고령화 사회가 되어 가면서 구강질환을 앓고 있는 인구 증가로 치아 건강의 중요성이 매우 중요해지고 있다. 건강한 치아는 우리의 몸에서 아주 중요한 역할을 담당한다. 맛있는 음식을 제대로 먹을 수 있게 해주고, 여러 가지 질병으로부터 치아 건강을 예방하고, 각종 구강질환을 앓고 있는 환자들의 질환을 진단하고 치료해 주는 역할을 해주는 일을 하는 사람들이 치과 의사이다.

치과 의사가 하는 일

치과 의사는 구강질환의 원인을 찾아내 다양한 치과 기구들을 이용해 치료하거나 수술을 하기도 하고, 보철이나 임플란트, 미용 목적의 교정이나 양악수술 등도 담당한다. 치과 의사가 하는 일은 여러 가지가 있는데 하는 일은 다음과 같다.

- 환자가 병원을 찾아오면 치과 의사는 구강 속 치아와 잇몸 등 구강 내 구석구석을 잘 살펴보고, 환자로부터 이야기를 듣고 아픈 부위를 찾아 적절한 치료 방법을 생각한다.
- 충치가 있는 사람, 사랑니를 뽑아야 하는 사람, 잇몸 질환을 치료해야 하는 사람, 교정을 해야 하는 사람, 임플란트해야 하는 사람 등 환자의 치아 아픈 증상과 상태에 적합한 치료 방법을 결정한다.
- 충치나 손상된 치아의 경우에는 신경치료를 한 뒤 금이나 세라믹 등의 인공 장치물을 대치하고, 사랑니에 통증이 있는 경우 사랑니를 뽑고 인공 치아를 심는 일을 한다.
- 치아가 없는 사람들을 위해 틀니나 보철을 장책해주고, 임플란트 시술도 담당한다.
- 치아가 고르지 못한 사람들은 치아 교정을 통해 이를 가지런히 만들어주고, 누런 치아 색을 가진 사람들이 자신감을 갖도록 하얀 이를 만들어주는 미백 치료도 한다.
- 사람의 위턱이나 아래턱 등의 턱 안면 부위에 생길 수 있는 질환을 치료하고, 아랫니와 윗니가 제대로 맞물리지 않아 불편할 경우 양악 수술을 하기도 한다. (양악 수술은 매우 위험한 수술이기 때문에 치료 목적이 아닌 미용 목적의 수술은 피하는 것이 좋다.)
- 손상된 치아의 치료를 마치게 되면 올바른 칫솔질 방법, 치실이나 불소 사용법 등을 지도하여 더이상 치아가 상하지 않도록 예방법도 알려준다.

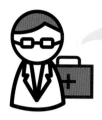

잠깐!) 치과기공사와 치과위생사는 어떤 작업인가요?

치과기공사는 치과의사가 환자에게 맞는 다양한 모양과 재료로 만든 치아와 치아 장치, 교정에 필요한 장치들을 제작하고 수리를 하는 사람이에요. 어떤 재료를 이용해서 치과보철물을 만들 것인지, 만드는 데 어느 정도의 시간이 걸리는지, 설계 내용 등을 확인하고 사용할 환자의 치아 모양을 분석하고 설계하죠. 모형에 따라 석고모형을 뜨고, 작업하고자 하는 모형에 따라 금이나 은, 합성수지 등으로 인공 치아를 만들거나 의치 및 교정 틀 등 치아에 필요한 각종 제품을 만들어내는 일을 해요.

기계 및 장비를 잘 다뤄야 하고 정확성과 집중력이 요구되죠. 미적 감각도 필요하답니다.

치과기공사가 되기 위해서는 전문대학 및 대학교에서 치과기 공학을 전공한 후, 치과기공사 국가고시에 합격해 자격증을 취득해야 해요.

치과위생사는 치과의사의 환자 진료와 치료를 옆에서 도와주고, 각종 구강 관련 질환 예방 방법 및 구강 관리 방법 등을 설명해주는 사람이에요. 환자의 구강 건강 상태를 살피고, 방사선 촬영, 각종 치과 진료기구와 장비의 소독 및 관리, 환자의 건강 상태 기록 관리, 병원 내 각종 행정적인 업무도 담당하죠.

치위생 관련 기초지식과 치과 의료기기를 잘 다룰 수 있는 능력을 갖춰야 해요. 섬세한 손놀림과 꼼꼼한 성격을 가지고 다른 사람에 대한 배려심이 있다면 더욱 좋겠죠?

3년제 전문대학 및 4년제 대학에서 치위생학을 전공한 후 치과위생사 국가시험에 합격하여 자격을 취득해야 치과위생사가 될 수 있답니다.

수의사

　수의사라는 직업은 오랜 역사를 가지고 있다. 고대 유적지 곳곳에서 수의사 직업과 관련된 단어와 증거들이 발견되고, 우리나라에서도 삼국시대에 수의사 직업이 있었다는 기록들이 있어 이 직업이 아주 오래전에 존재했음을 알려주고 있다. 수의사는 애완동물이나 가축을 포함한 모든 동물의 질병을 예방하고 치료해줄 뿐만 아니라 동물과 관련한 질병 조사와 연구, 위생, 기술 개발 등 다양한 분야에서 일한다.

수의사가 하는 일

　수의사는 동물들이 건강하게 살아갈 수 있도록 도움을 주는 역할을 한다. 수의사는 보통 임상 수의사와 비 임상 수의사로 구분한다. 임상 수의사는 동물의 치료를 담당하는 의사로 동물 병원 등에서 반려동물을 치료해주고, 예방 주사도 놓아주고, 새끼를 낳는 것도 도와주는 의사이다. 규모가 큰 동물 병원에서는 안과, 내과, 외과, 치과 등 각 진료 분야별로 임상 수의사들이 근무하고 있다. 비 임상 수의사는 위생 관리, 방역, 검역, 연구 활동 등의 일을 하는 의사를 말한다. 광견병, 돼지콜레라, 조류 인플루엔자와 같은 각종 전염병을 예방하는 일을 하고, 외국에서 수입하는 각종 축산물을 검사하는 일도 담당한다. 또한, 동물의 질병을 치료하는 분야의 의학 연구를 하고, 새로운 약을 개발하는 일도 한다.

· 개나 고양이 같은 반려동물부터, 소나 돼지 같은 산업동물, 물고기나 어패류 같은 수생동물까지 질병과 상해를 예방, 진단, 치료한다.
· 아픈 동물을 대상으로 X-ray나 초음파 등의 기구를 이용하여 각종 검사를 통해 질병의 원인을 진단하고 그에 따른 처방 및 치료를 한다.
· 동물들이 새끼를 낳는 것을 돕거나 다친 부위 수술도 시행한다.
· 동물들이 질병이 걸렸을 때 원인을 찾아내기 위해 역학조사를 하고, 축산농가에서 질병이 발생하지 않도록 위생을 관리하는 일을 한다.
· 국내에 유통되는 각종 축산물에 대해 검사와 외국에서 들어오는 축산물들로부터 질병이 유입되지 않도록 검역한다.

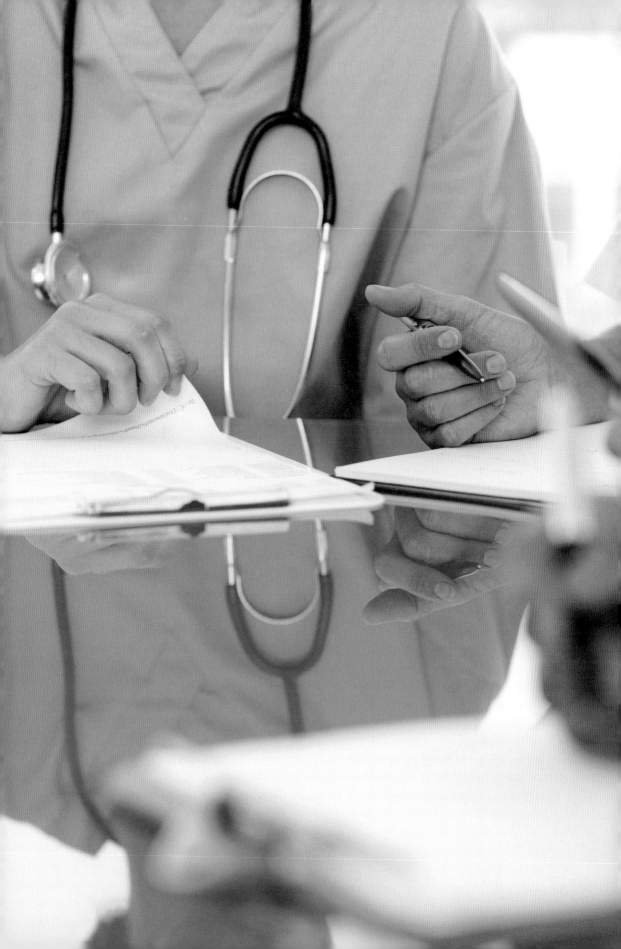

의사의 자격 요건

 의사는 사람의 생명을 다루는 직업으로 투철한 사명감과 성실함과 환자를 먼저 배려하는 자세와 봉사정신, 세심함, 책임감, 생명을 소중하게 생각하는 마음과 희생정신이 필요하다. 환자의 아픈 원인을 파악하고 질병과 관련한 각종 증상과 일상의 생활습관에 대한 정확한 정보를 파악하기 위한 효과적인 의사소통능력이 필요하다. 마지막으로 갈수록 발전하는 새로운 의학적 기술을 배우기 위해 끊임없이 연구하고 노력하는 자세가 요구된다.

– 일반 의사는 어떤 특성을 가진 사람들에게 적합할까?

· 일반 의사는 다양한 증상으로 나타나는 환자의 상태와 치료 결과를 의학적으로 분석할 수 있는 논리적 분석 능력과 상황에 따른 빠른 판단력과 정확한 의사 결정 능력을 갖추어야 한다. 오랜 시간 수술할 경우도 많기 때문에 튼튼한 체력과 올바른 판단력, 정교한 손기술이 요구된다.

– 한의사에게 어떤 특성을 가진 사람들에게 적합할까?

· 한의사는 동양사상에 대한 폭넓은 이해가 필요하다. 다양한 환자의 상태를 진단하기 위해 맥박을 짚고, 진단 결과에 따른 경혈 자리를 찾아서 정확히 침을 놓거나, 추나요법 등으로 치료를 해야 하므로 예민한 손 감각이 매우 중요하다. 또한, 한의원을 직접 운영하는 경우가 많아 경영관리능력이 필요하다.

– 치과의사는 어떤 특성을 가진 사람들에게 적합할까?

· 치과의사는 환자의 치아를 손을 이용해 치료하는 경우가 많기 때문에 정교하고 꼼꼼한 손재주 능력이 요구된다. 치료 과정에서 치아 손상의 위험이 있고, 작은 실수가 환자에게 심각한 영향을 줄 수 있기 때문에 차분하고 신중한 성격도 요구된다. 치아 교정이나 미백 치료 등도 하므로 예술적 감각을 갖추는 것도 중요하다.

– 수의사는 어떤 특성을 가진 사람들에게 적합할까?

· 수의사는 동물이 어디가 아픈지 주의 깊게 살펴보고, 동물의 아픈 원인을 찾아내고, 치료한 후에도 동물의 반응을 잘 관찰해서 적절한 처방을 내려야 하기 때문에 세심한 관찰력이 요구된다. 또한, 동물의 보호자와 평소 동물의 행동 모습이나 질병이 발생할 만한 행동 습관 등을 대화를 통해서 파악하고, 치료 후에는 동물 보호자와 각종 주의사항 등에 대해 대화를 해야 하기 때문에 의사소통능력도 갖추어야 한다.

의사와 관련된 특성

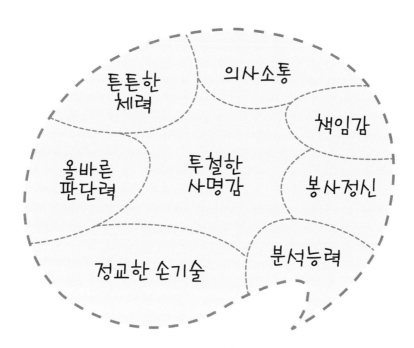

튼튼한 체력
의사소통
책임감
올바른 판단력
투철한 사명감
봉사정신
정교한 손기술
분석능력

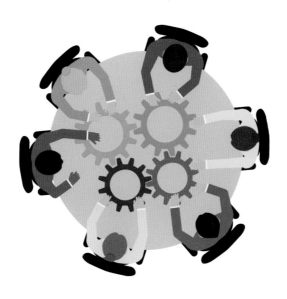

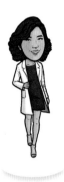

톡(Talk)!
여에스더

최고의 의학 실력만큼 인성도 중요해요.

의사는 자신의 분야에서 최고의 의학적 실력을 갖추는 것이 무엇보다 중요합니다. 그러나 좋은 인성 역시 의사가 반드시 갖추어야 할 덕목이에요. 의사가 되기 전 의과대학 시절부터 학점뿐만 아니라 인성에 대한 평가가 필수가 되어야 한다고 생각해요. 인턴과 레지던트 등 힘든 과정을 함께 하다 보면 동료와 선후배 의사의 인성이 보입니다. 수련의 시절부터 동료 및 선후배의 인성 평가 제도를 도입했으면 좋겠습니다.

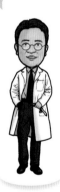

톡(Talk)!
류민희

겸손과 성실함은 가장 중요한 덕목입니다.

의학이 아무리 많이 발전했어도 아직 밝혀지지 않아 알 수 없는 분야가 많이 있어요. 인간의 지식과 경험이 완전하지는 않다는 것을 알고, 꾸준히 배움을 추구할 수 있는 겸손함이 필요하다고 생각합니다. 배움을 계속해서 실행할 수 있는 성실함도 중요하고요.

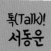

환자의 이야기에 귀 기울여야 해요.

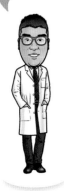

의사 생활을 오래 하다 보면 '아파 죽겠다'는 이야기를 하루에도 수십 번 듣게 돼요. 다른 목적을 가지고 과장된 말과 몸짓을 보이는 경우도 있죠. 이런 상황을 반복적으로 겪다 보면, 아프다고 해도 선뜻 믿지 않기도 하고 환자의 고통에 공감하기 어려울 때도 있습니다. 그러나 항상 환자의 이야기에 귀를 기울이고, '얼마나 아플까?', '내가 뭘 도와줄 수 있을까?' 하며 초심을 유지하는 것이 참 중요합니다.

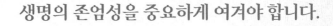

생명의 존엄성을 중요하게 여겨야 합니다.

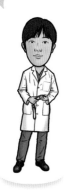

의학적 지식도 중요하지만, 환자 중심 사고와 원만한 소통 기술이 필수입니다. 그리고 모든 의학적 판단에 생명의 존엄성을 기초로 하는 자세가 더욱 중요하지요. 의과대학 교육과정 또한 이런 부분을 강조하는 방향으로 바뀌고 있어요.

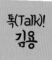

측은지심을 가지고 있어야 해요.

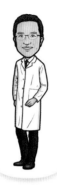

　남을 불쌍하게 여기는 마음, 즉 '측은지심'입니다. 측은지심은 맹자의 정치사상 핵심 4가지 중 하나로, 어린아이가 우물에 빠지려고 하는 것을 보면 모든 사람이 놀라고 불쌍히 여겨 누구나 반드시 달려가 구하려고 한다는 마음이에요. 이는 본능적인 것이라고 하는데, 저는 사람으로서 갖추어야 할 덕목 중의 하나이면서, 특히 한의사로서 반드시 갖추어야 할 덕목이라고 생각합니다.

환자의 고통을 공유할 수 있는 마음이 있나요?

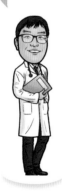

　환자의 고통을 같이 공유할 수 있는 마음, 즉 긍휼의 마음이에요. 정확한 진단과 치료를 위한 지식을 갖추는 것은 기본이죠. 모든 의사가 똑같이 갖추고 있을 거라 생각합니다.

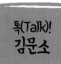

톡(Talk)!
김문소

정직과 성실 그리고 친절이지요.

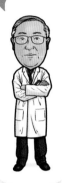

　임상 수의사는 동물을 치료하는 의사이지만, 동물의 보호자를 대해야 하기 때문에 대인 관계가 중요합니다. 비상한 머리는 타고날 수 있어도, 이웃과 좋은 관계를 평생 이어가고 서로의 마음을 울리는 것은 우리의 정직과 성실함에서 나옵니다. 특히 임상 수의사는 아무리 부당한 대우를 받더라도 가슴으로부터 우러나오는 미소와 친절이 필수이죠.

내가 생각하고 있는 의사의
자격 요건을 적어 보세요!

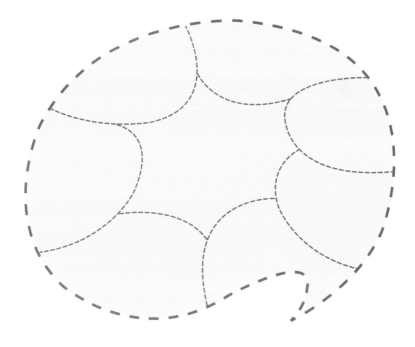

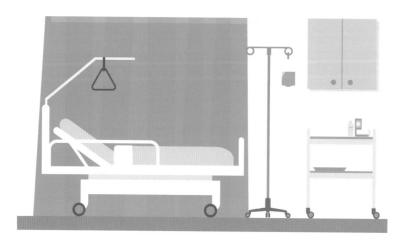

의사가 되는 과정

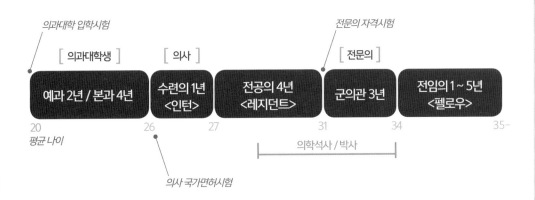

의과대학 입학시험

[의과대학생]   [의사]   전문의 자격시험   [전문의]

예과 2년 / 본과 4년   수련의 1년 〈인턴〉   전공의 4년 〈레지던트〉   군의관 3년   전임의 1~5년 〈펠로우〉

20 평균 나이   26   27   31   34   35-

의학석사 / 박사

의사 국가면허시험

 ## 1 일반 의사가 되는 길

일반 의사가 되는 길에는 두 가지 방법이 있다. 먼저 의예과 2년과 의학과 4년, 총 6년의 의과대학을 졸업하여 의학사 학위를 취득한 다음 의사 국가면허시험에 합격하는 방법이다. 두 번째 방법은 의과대학이 아닌 일반대학을 졸업한 경우에 4년 과정의 의학전문대학원에 진학하여 의학사 학위를 취득하고 의사 국가면허 시험에 합격하는 것이다. 다른 전공으로 대학을 졸업한 뒤에 의과대학 본과 1학년으로 학사편입을 할 수도 있다.

의학전문대학원에 진학하기 위해서는 의학교육입문검사(MEET)에 응시해야 하며, 이외에 각 대학원별로 일부 교과목을 이수해야 하거나 평점, 외국어 능력, 사회봉사 실적 및 면접 등의 경력이 요구된다. 이전에는 27개였는데 현재는 전국에 3개의 대학에서만 운영하고 있다.

전문 의사가 되려면 의학과를 전공하고 의사국가고시에 합격하여, 의사 면허 취득 후 인턴 1년 과정을 마친 뒤에 자신의 전공에 따라 3~4년의 레지던트 과정을 마친 뒤에 전문의 시험에 합격해야 한다.

전문의 자격을 취득한 뒤에는 종합병원의 전임의(펠로우)로 일하거나, 병원, 의원 등에서 일할 수 있다. 의원을 개업하여 병원을 운영하기도 하고, 보건복지부, 질병관리본부, 식품의약품안전처, 지역 사회 보건소 등 공공 분야에서 국민의 건강 증진과 보호를 위해 보건행정 분야에서 일하기도 한다. 또한, NGO, 언론계, 의료계와 관련된 사업 분야에서도 의사가 가진 의과학 지식과 훈련 경험을 활용해 일하기도 한다.

 ## 의과대학 교육과정

예과	1학년 2학년	기본소양(교양/기초전공) 의학을 공부하기 위한 기본소양 및 타 이학계열 대학생들과 비슷한 커리큘럼 – 물리, 화학, 생물, 유기화학, 물리학, 세포학 등의 기초전공 – 영어, 글쓰기, 컴퓨터 수학 등의 교육
본과	1학년 2학년	기초의학/임상기초 생명 현상의 본질과 인체의 정상과 비정상에 대한 학습(계통별 질환과 치료방법) – 본과 1학년: 해부학, 생리학, 약리학, 병리학, 생화학, 미생물학 등 – 본과 2학년: 내과학, 가정의학, 소아과학, 안과학, 산부인과학, 신경정신학 등
	3학년 4학년	임상의학/실습 본격적인 임상의학을 학습하고, 실제 병원에서 실습 – 조를 구성하여 모든 과를 돌아가면서 실습 *본과 3,4학년을 일반적으로 PK(Poly KInc)라고 한다.

 ## 전문의 수련 과정

· 인턴(intern) 과정: 전문의가 되기 위한 전공과목 준비 과정으로, 1년 동안 다양한 과를 돌아다니면서 수련을 받는다. 인턴 과정을 통해서 자신의 적성과 흥미에 맞는 전문 과를 선택할 기회를 얻는다. 인턴이 되려면 인턴을 하고자 하는 병원에 지원 후 의사 국가고시, 의과대학 성적, 실기, 면접 등 종합적으로 판단하여 선발된다.

· 레지던트(Resident) 과정: 전공으로 선택한 과에서 4년(가정의학과는 3년) 동안 일하면서 업무를 배운다. 전문의가 되기 위해 훈련을 쌓는 과정이며, 레지던트 기간을 마치면 전문의 자격시험을 볼 자격을 부여받는다. 레지던트가 되려면 전문의 수련을 받고자 하는 병원 및 해당 과에 지원하면 되는데, 이때 한 개의 병원, 한 개의 과만 지원할 수 있다. 의대 성적, 인턴 성적, 면접 등 종합적으로 판단하여 선발한다. 의대 부속병원의 경우 해당 학교 생에게 유리한 편인데, 바로 부속병원이 있는 의대의 입학경쟁률이 높은 이유이다.

· 펠로우(Fellow) 과정: 전문의가 된 후 다시 2년 동안의 펠로우(전임의) 과정을 거치면, 해당 분야의 전문의 시험을 볼 수 있다. 이 시험을 통과하게 되면 교수나 연구 의사도 될 수 있다.

2 한의사가 되는 길

한의사가 되기 위해서는 한의예과 2년, 한의학과 4년 총 6년간 한의학에 대한 이론과 실기 교육을 받은 후 한의학사 자격을 취득하거나 한의학 전문 대학원에 입학하여 한의학 석사를 취득한 후 한의사 국가고시에 합격하여 한의사 면허를 취득해야 한다. 보건복지부에서 인정하는 외국의 한의사 자격증을 가지고 있어도 국내 한의사 국가고시를 볼 수 있는 자격이 생긴다.

한의과 대학에서는 일반 의과 대학에서 공부하는 일반 생물, 화학, 해부학, 생리학, 의학, 영어 등과 함께 한의학 원론, 한방생리학, 침구학, 본초학, 경혈학 등 한의학에 필요한 지식과 임상 실습을 배운다. 한의학과가 개설된 대학교는 11개 학교이며, 한의학전문대학원은 유일하게 2008년 부산대학교에 개설 운영되고 있다.

한의학전문대학원에 입학하기 위해서는 4년제 대학 졸업자 및 동등 이상의 학위 소지자 중에서 한의학교육입문검사(KEET) 등의 성적으로 선발한다. 한자 능력이 한의학 공부에 매우 중요한 만큼 국가공인한자능력검증시험 2급 이상인 사람만이 응시할 수 있으며, 일정 기준 이상의 대학 평점, 학부에서의 선수과목 이수, 면접 등을 평가해 신입생을 선발하고 있다. 한의학전문대학원에서 4년 동안 배운 후 졸업을 하면 한의학 석사 학위가 부여되며, 한의사 면허취득을 위한 국가고시 응시자격을 지니게 된다.

한의사국가고시에 합격하여 한의사면허를 취득하면 종합병원, 병원, 의원 등에 한의사로 진출할 수 있고, 특정 분야의 한의사전문의가 될 수 있다. 보건복지부, 식품의약품안전처 등 국가공무원과 국내행정기관으로도 진출할 수 있고, 국제기구의 보건행정분야에서 행정 업무에 참여할 수도 있다.

 ## 한의사 전문의 제도

2000년 부터 한방 의료의 분야별 전문화와 질병별 치료 영역의 차별화를 위해서 한의사 전문의 제도가 운영되기 시작하였다 한의사전문의가 되기 위해서는 한의사 국가고시에 합격한 후 개인 병원을 개업하거나, 한방 종합병원 등에서 한의사가 된 후 보건복지부장관이 지정하는 수련한방병원에서 1년의 인턴 과정과 3년간의 레지던트 과정을 거쳐 한의사전문의 자격시험에 합격해야 한다.

한의사 전문의 과정은 한방내과, 한방부인과, 한방소아과, 한방안이비인후피부과, 한방신경정신과, 한방재활의학과, 침구과, 사상체질과 등 총 8개 분야로 나뉜다.

- **한방내과**: 위장관 질환(구강, 식도, 위, 결장, 직장 및 항문의 질환)과 췌장 및 비장의 질환, 호흡기 질환(인후, 기관지, 폐질환)을 중심으로 한의학적인 진단 및 치료 방법 등에 대해 전문적으로 배운다.
- **한방부인과**: 여성의 월경, 임신, 출산과 관련된 모든 질환에 대하여 진단 및 치료 방법을 배운다. 환자의 상태에 따라 한약요법, 침구요법, 특수약침요법, 훈증요법 등을 전문적으로 배운다.
- **한방소아과**: 소아가 성장하여 성인에 이르는 과정에서 신체적 및 정신적으로 건강하고 올바르게 자랄 수 있는 건강한 몸을 만들어주는 것을 목적으로, 소아의 여러 병의 증상 및 질환을 조기에 진단하여 치료하는 방법을 배운다.
- **한방이비인후피부과**: 눈·귀·코·인후·구강 및 피부에 발생하는 각종 질환의 한의학적 치료 및 관리를 전문적으로 배운다. 아토피 피부염, 알레르기 비염 등 알레르기 질환의 체계적인 치료 프로그램, 접촉 피부염, 대상포진 등 광범위한 피부 질환들을 전문적으로 배운다.
- **한방신경정신과**: 현대인에게 많이 발생하는 스트레스, 우울증, 공황장애 등 심리적 정신적 질환과 두통, 치매, 기억력 저하 등 신경계 질환 등에 대해 배운다.
- **한방재활의학과**: 인체의 근골격계 및 신경계통에 발생하는 각종 질환을 예방하고 치료 및 관리하는 것을 목표로 하며, 척추와 관절의 통증성 질환, 신경과 근육계통에 나타나는 통증 및 마비성 질환, 체형과 자세의 불균형에 따른 질환을 진단하고 치료하는 방법을 배운다.
- **침구의학과**: 한의학의 기초이론을 근거로 경락(經絡), 수혈(腧穴)과 같은 일정한 부위에 침, 뜸, 부항, 약침 등 각종 침구치료 기구의 올바른 활용을 통해 인체에 나타나는 온갖 증상과 질병을 예방, 완화, 치료하는 방법을 배운다.
- **사상체질과**: 1894년 이제마에 의해 창안된 순수한 한국의 의학이론으로 사람의 체질을 태양인, 소양인, 태음인, 소음인의 네 가지로 구분하고 각 체질에 대한 생리, 병리 및 진단과 치료는 물론 나아가 정신과 육체의 조화에 이르기까지 새로운 방향을 제시한 한의학 영역이다.

3 치과 의사가 되는 길

치과 의사가 되기 위해서는 치의예과 2년, 치의학과 4년 등 6년 과정의 치과대학을 졸업하여 치의학사 학위 취득 후 치과의사 면허를 취득하거나 일반 대학교에서 학사학위를 취득한 후 치의학전문대학원에 입학하여 4년 과정을 마친 후 치의학석사 학위를 취득하고 치과의사 국가면허시험에 합격하면 치과의사가 될 수 있다. 현재 우리나라에 치의전문대학원은 서울대, 전남대, 부산대 3곳에서 운영되고 있다.

치의학전문대학원에 입학하기 위해서는 치의학교육입문검사인 DEET시험을 치러야 하며, 학부에서의 선수과목 취득, 일정 기준 이상의 대학 평점, 외국어 능력, 면접 등의 다양한 테스트를 거쳐 입학을 한다. 입학 후 4년간 치의학전문대학원 과정 이수한 후 치과 의사 면허를 취득해야 한다.

치과 의사 면허를 취득한 후에는 주로 병원, 의원에 취업하거나 의원을 개업한다. 개인 병원을 여는 비율이 거의 80% 이상을 차지한다. 보건복지부, 질병관리본부, 식품의약품안전처, 지역 사회 보건소 등 공공 분야에서 국민의 건강 증진과 보호를 위해 보건행정 분야에서 일하기도 한다.

 ## 치과대학 교육과정

· 치의예과

치과의사가 되기 위해서는 2년의 치의예과과정을 마친 후 4년의 치의학과 교육을 받게 된다. 치의예과 교육은 본과 과정 전 치과의사가 되기 위한 기본 교양과정 및 화학이나 생물학, 유전학 등의 기초과목을 배운다.

예과 1학년	영어회화1,2, 독서와토론, 보건통계학, 보건경제학, 창의과학설계, 치의학입문, 의용공학, 치학개론, 자기계발심층상담, 글로벌인문학, 사회학개론
예과 2학년	의료와법, 철학개론, 영어능력평가, 고급영어회화, 발생학, 유전학, 분자생물학1,2, 치과영양학, 생리학및실습, 조직학 및 실습, 치아형태학 및 실습, 해부학및 실습, 자기계발심층상담, 의사소통과 면담, 의료정보학, 심리학

· 치의학과

치의학과 교육은 크게 기초치의학교육, 임상치의학교육, 병원임상실습, 치과진료로 나뉜다.

치의학과 1학년은 구강미생물학, 조직학, 구강생화학, 구강생리학, 치아형태학, 구강면역학, 치과재료생체재료학 등의 기초치의학교육을 이수하게 된다.

치의학과 2학년은 임상교과목의 이론교육과 모델을 이용한 수기교육이 시작된다. 학생들은 직접 환자를 보지 않더라도 환자수준에서의 진료 효과를 얻을 수 있는 시뮬레이션실습을 통해 치과치료에 필요한 수기와 지식을 배우게 된다.

치의학과 3학년 2학기는 병원임상실습을 위한 전임상실습을 구강내과, 구강악안면외과, 구강악안면방사선과, 치과보철과, 치과보존과, 소아치과, 치과교정과, 치주과 등 총 8개의 임상과를 통해 이수한다.

4학년은 12개월 동안 지속적으로 임상교육을 받게 된다.

 ## 치과 의사 전문의 제도

치과 의사 전문의는 치과 의사국가고시에 합격하여 치과 의사면허를 취득한 후 지정수련병원에서 소정의 인턴·레지던트 과정을 이수하고 시험에 합격한 사람을 말한다.

치과의사 전문의 전문과목은 구강악안면외과, 치과보철과, 소아치과, 구강병리과, 예방치과, 치과교정과, 치과보존과, 구강내과, 구강악안면방사선과, 치주과 등 10개 과목으로 구분된다.

- 구강악안면외과: 사랑니, 안면통증, 변형된 턱 등의 문제를 지닌 환자들을 치료한다.
- 보철치과: 손상된 자연치아나 치아의 치관부 및 조직을 적절한 인공적 장치물로 대치한다.
- 소아치과: 유아 및 어린이 구강에 관련된 질환을 전문적으로 진료하고 예방하는 일을 한다.
- 치과(치열)교정과: 치아의 불균형 성장 및 발달로 인한 치열과 치아 구조의 차이를 진단하고 교정하며 예방하는 일을 한다.
- 치과(치열)보존과: 시린 치아의 치료 및 치아의 보존, 표백 치료 등을 수행한다.
- 치주과(치주위생과): 치주조직에 발생하는 치주질환을 진단하고 예방하며 치료한다. 잇몸 염증과 치석을 제거하여 치아를 윤택하게 하며, 치아의 맞물림 상태를 교정한다.
- 구강내과(진단과): 구강질환을 빨리 발견하여 처치하고 정확한 진단과 합리적인 치료계획을 수립하는 방법을 연구하고 활용한다.
- 구강악안면방사선과: 방사선사진을 이용하여 구강질환에 대한 진단정보를 판독하고 응용하여 최선의 치과 진료를 할 수 있도록 한다.
- 구강병리과: 구강 및 악안면 영역질환과 이에 관련된 전신질환의 병리학적 전문지식을 토대로 구강영역질환의 정확한 진단법을 연구하여 활용한다.
- 예방치과: 개인과 가정을 상대로 입안에서 질병이 발생되지 않도록 사전에 예방하여 구강건강을 증진시키고 지역사회 구강보건사업을 기획·조정·평가한다.

4 수의사가 되는 길

수의사가 되기 위해서는 대학에서 수의학을 전공해야 한다. 수의학과는 6년 과정으로 예과 2년, 본과 4년을 다녀야 한다. 6년 과정을 마치면 수의학사를 취득한 후 수의학 국가면허시험에 합격하면 수의사가 될 수 있다. 수의사 면허를 취득하고 졸업하면 병원을 개업을 하거나 대학원에 진학하여 학계 및 관련 생명과학분야 연구기관 등에 진출할 수 있다.

수의학과를 졸업한 후 가장 많이 진출하는 직업은 임상 수의사다. 반려동물인 개나 고양이가 아플 때 데려가는 동물병원 수의사가 해당이 되는데, 임상 수의사 분야에서도 개·고양이·토끼·새 같은 소동물(반려동물)을 돌보는 수의사와 소·말·돼지 같은 대동물(산업동물)을 주로 진료하는 수의사, 물고기 등을 다루는 수생 수의사, 사자·하마 같은 동물원 특수동물을 진료하는 수의사 등이 있다. 임상 수의사외에도 공무원으로 들어가 검역이나 방역, 축산정책을 담당하거나 공중보건 업무, 학교나 연구소에서 바이러스·미생물 관련 연구를 하는 분야로도 진출한다. 일부는 군의관처럼 수의장교로 군에서 활동하기도 한다. 이밖에 축산물유통업체나 고기가공업체, 사료

업체, 유제품가공업체, 동물약품업체 등으로도 진출할 수 있다.

우리나라는 일반의사와 같은 수의사 전문의 제도가 없어서 수의사 면허를 딴 뒤 스스로 관심 분야에 대한 공부를 더 해서 전문성을 쌓는 경우가 있는데, 미국의 경우에는 수의사 전문의 제도가 있다.

 ## 수의대학 교육과정

・ 수의예과

수의예과는 수의학 교육과정을 이수하기 위해 필히 이수해야할 2년간의 준비과정이다. 동물을 대상으로 하는 수의학 전반 과정 이수에서 요구되는 일반교양과 기본적 자질을 배우게 된다.

또한, 수의학을 배우기 위한 기초필수과목인 생물학, 분자생물학, 화학, 물리, 수의학용어 등의 의학 전반과 그와 관련된 학문의 이론과 실험·실습을 원활하게 수행할 수 있도록 함과 동시에 수의학분야의 지도자 및 의·약학, 공중보건 등 관련 생명과학 분야에 종사할 우수한 전문인이 갖추어야 할 인격 형성을 위한 일반 교양과목과 자연과학의 기초학문을 배운다.

・ 수의학과

2년 동안의 수의예과 과정에서 요구하는 교양 및 전공과목을 모두 이수하면 4년 과정의 수의학과로 진학한다. 수의학과 과정에서는 동물을 대상으로 하는 전반적인 의학 분야와 그와 관련된 전문적인 수의 학문의 이론과 실기를 교육하고 연구한다.

학생들에게 반려동물, 가축, 야생동물 등 각종 동물체의 질병을 진단, 예방, 치료하기 위한 전문적인 이론 및 실습 교육을 실시하고 있다. 전문적인 교육과정에 따라 정상과 비정상적인 동물체의 구조와 기능을 이해하고 동물의 질병을 합리적으로 예방하며 진단과 치료 업무를 훌륭히 수행할 수 있는 방법 등을 배운다.

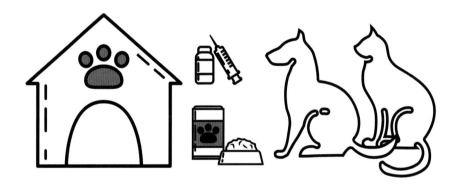

의사의 좋은 점·힘든 점

톡(Talk)!
여에스더

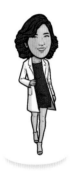

| 좋은 점 |
환자의 고통을 덜어줄 수 있어 보람있어요.

많은 분들이 예방과 치료를 통해 몸의 기능이 좋아지고, 삶의 질이 나아지는 것을 보면서 큰 보람을 느낍니다. 환자가 고통을 더는 것을 도와줄 수 있는 일은 매우 멋진 직업이지요.

톡(Talk)!
류민희

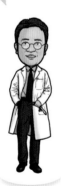

| 좋은 점 |
창의력을 발휘하는 재미가 있어요.

성형외과의 영역은 사람의 머리끝에서 발끝까지 모두 포함됩니다. 재건 성형이든 미용 목적의 성형이든 수술이 필요한 이유가 사람들마다 다르고, 그 치료 방법 또한 집도의에 따라 차이가 있어요. 그래서 매 순간이 창의적이고 재미도 있답니다.

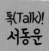

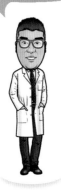

| 좋은 점 |

본인의 삶을 스스로 살아갈 수 있도록 도울 수 있어요.

정형외과에서는 질병으로 인해 관절부의 뼈가 파괴되거나 관절 손상을 입어 관절로서의 기능을 할 수 없게 되면 그 관절을 절제하고 대신 인공관절을 사용하는 경우가 있는데요, 보통 관절이 망가지면 걷기도 힘들 정도로 통증이 심하죠. 인공관절 수술로 인해 잘 걷고 활동할 수 있게 되면, 타인의 도움 없이 본인의 삶을 영위할 수 있도록 도울 수 있어 보람됩니다.

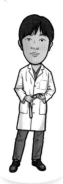

| 좋은 점 |

미지의 분야를 연구 할 수 있는 가능성이 무궁무진해요.

신경과는 인체의 신경계와 관련된 질병을 다룹니다. 아직까지 질환의 근원이나 치료가 밝혀지지 않은 부분이 더 많은 분야죠. 특히 인간의 뇌는 신경 세포인 뉴런이 약 300억 개가 집합된 정보 처리 기관으로 알려졌지만 그 기능과 매커니즘의 많은 부분이 궁금증으로 남아있습니다. 연구를 통해 발전될 가능성이 크죠. 이를 제대로 알고 설명할 수 있는 의사는 신경과 의사뿐이랍니다.

| 좋은 점 |

통합적으로 인체를 볼 수 있습니다.

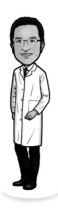

양의학과 한의학의 차이는 마치 3D와 VR의 차이처럼 화면을 보는 방법으로 비유할 수 있는데요. 양의학은 3D처럼 누구나 같은 화면을 같은 각도에서 봅니다. 하지만 한의학은 VR처럼 인체를 여러가지 관점에서 들여다 보지요. 미세학적으로가 아니라 전일적인 관점으로요. 쉽게 얘기하면 인체를 '소우주'라고 보고, 질병 자체를 보기 이전에 전체적인 건강상태를 보면서 판단을 한다는 것입니다.

| 좋은 점 |

맛있는 음식을 먹을 수 있는 기쁨을 드릴 수 있죠.

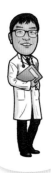

치과의사가 하는 일의 좋은 점은 바로, 맛있는 음식을 먹을 수 있게 해 드리는 기쁨이에요. 웃으실 때 하얀 치아를 보이며 방긋 미소 지을 수 있게 해드리는 기쁨도 크답니다.

| 톡(Talk)! 김문소 |

| 좋은 점 |

개인 병원은 시간을 자유롭게 쓸 수 있죠.

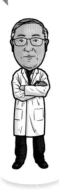

저는 지난 40년을 제가 개업한 병원에서 소동물 수의사로 일했어요. 제 개인 병원에서 일을 하기 때문에 바쁜 종합병원과는 달리 개인 시간을 어느 정도 자유롭게 사용할 수 있었던 점이 장점입니다.

| 톡(Talk)! 여에스더 |

| 힘든 점 |

치료할 수 없는 병을 앓는 환자를 볼 때 마음이 힘들어요.

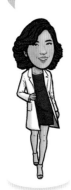

의사로서 정말 최선을 다 하더라도, 아직 치료법이 개발되지 않은 희귀병 등의 질환을 앓고 계시는 환자를 볼 때면 고통스럽고 무력감이 듭니다.

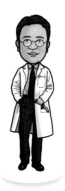

| 힘든 점 |
항상 새로운 상황이 스트레스가 될 때도 있습니다.

성형외과의 경우는 환자를 치료하는 방법이 한 가지로 정해져 있는 것이 없고, 수술 디자인 또한 환자의 상황에 따라서 그때 그때 다를 수 밖에 없습니다. 항상 새로운 상황을 마주하는 것은 때론 스트레스로 작용할 수도 있다고 생각해요.

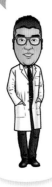

| 힘든 점 |
수술 후유증으로 환자가 힘들어할 때가 괴롭습니다.

의사라는 직업은 할 일이 많아 체력적인 한계에 도달하기도 쉽습니다. 또한, 감염이나 기타 부작용으로 인해 관절의 강직 등이 생기고 후유증이 발생하는 경우에는 환자의 삶의 질이 수술 전보다 더 떨어지기도 합니다. 백분의 일 확률이라도 환자 입장에서는 본인에게 그런 상황이 생긴 것이 참 억울하기도 하고, 화도 나는 상황이지요. 기능적 회복에 대해 환자들의 기대치에 못 미치게 되면 소송에 직면하기도 쉽습니다. 최대한 이런 부작용을 줄이기 위해 늘 노력하지만, 그럼에도 불구하고 발생하는 문제에 대해서는 의사들도 괴로워하는 경우가 많죠.

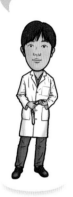

톡(Talk)!
강진호

| 힘든 점 |

학문적으로 밝혀지지 않은 질환을
치료해야 하는 것은 어려운 일이에요.

신경과는 연구하고 발전 될 가능성이 큰 분야이지만, 때로는 이런 부분이 단점이 되기도 합니다. 학문적으로 밝혀지지 않은 질환을 치료하고, 이에 대해 설명하려 노력해야 하는 점은 어려운 일이죠. 다른 분야의 의사들 사이에서도 신경계와 관련된 궁금증에 대해서는 신경과 의사에게 의존하는 부분이 많은 이유이기도 합니다.

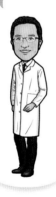

톡(Talk)!
김용

| 힘든 점 |

같은 현상이라도 개인마다
다르게 볼 수도 있습니다.

앞서 양의학에 비해 한의학은 더 전체적인 관점에서 접근한다고 소개했는데요. 이는 반대로, 같은 내용을 보더라도 각 개인마다 보이는 부분이 다를 수도 있다는 것을 의미합니다. 즉, 한의학은 양의학보다 개인적인 차이를 좀 더 특화 시켜 접근하게 되지요. 그래서 한의사는 환자와의 상호 소통을 통해서 인간적으로 접근하고, 의료 활동 이전에 마음을 편안하게 해주면서 쉽게 다가가야 합니다.

| 힘든 점 |
전문 영역만 보다 보면 전신 질환을
놓칠 수도 있어요.

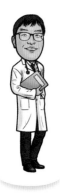

치과의사의 경우, 전문 영역이 구강악안면이다 보니 치의학만 계속 하다 보면 전신질환에 대해 공부가 부족하게 될 수도 있어요. 구강에 발생하는 질환은 전신 질환과 다 관련이 있기 때문에 놓쳐서는 안될 부분이죠.

| 힘든 점 |
24시간 모든 일에 책임을 져야 합니다.

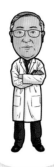

개인 병원을 운영하는 것의 힘든 점은 24시간 병원에서 일어나는 모든 일이 제 소관이기 때문에, 늘 신경을 쓰고 책임을 져야 하는 것입니다.

의사 종사 현황

[일반 의사, 전문의사 현황 및 미래 전망]

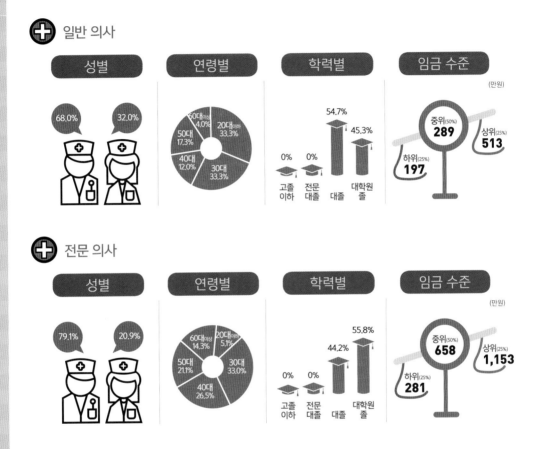

➕ 일반 의사

성별
68.0% 32.0%

연령별
60대이상 4.0%
20대이하 33.3%
50대 17.3%
40대 12.0%
30대 33.3%

학력별
54.7%
45.3%
0% 0%
고졸이하 전문대졸 대졸 대학원졸

임금 수준 (만원)
중위(50%) 289
상위(25%) 513
하위(25%) 197

➕ 전문 의사

성별
79.1% 20.9%

연령별
60대이상 14.3%
20대이하 5.1%
50대 21.1%
30대 33.0%
40대 26.5%

학력별
55.8%
44.2%
0% 0%
고졸이하 전문대졸 대졸 대학원졸

임금 수준 (만원)
중위(50%) 658
상위(25%) 1,153
하위(25%) 281

새로운 의료기술의 개발, 인구 고령화, 건강과 생명 중시 현상, 건강보험 제도의 발전 등은 우리나라의 의료 서비스를 발전시키고, 의사 수요를 증가시키는 원인이다. 특히 초고령화 사회에 접어들 미래에는 만성질환과 중증질환 환자가 증가하고, 복지 확대 정책에 따라 국민들을 대상으로 하는 수준 높은 의료서비스가 시행될 것으로 예상되어 의사 수요는 꾸준히 증가할 것으로 예상된다. 그러나 산부인과와 같은 과는 저출산 등으로 인해 수요가 정체하거나 감소할 수 있으나 성형외과, 정신과 등의 수요는 꾸준히 증가해 관련 분야의 의사 수요를 증가할 것으로 예상된다. 또한, 우리나라의 뛰어난 의료 기술 수준으로 인해 동남아시아를 비롯 중국, 중동, 중앙아시아 등 해외로 진출할 사례로 늘고 있기 때문에 일반 의사 직업의 전망을 밝게 하는 원인으로 작용하고 있다.

[한의사 현황 및 미래 전망]

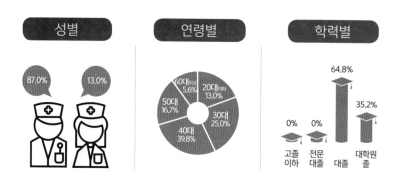

인구의 고령화, 생명 및 건강에 대한 관심 증가, 질병의 치료보다는 예방 중심의 의료 서비스 중심의 변화로 한의학에 대한 관심도 증가하고 있다. 최근에는 웰빙 문화에 대한 관심도 높아져 아토피, 비만, 산후 부종, 스트레스 감소 등을 위한 자연주의 치료방법이 관심을 끌고 있는 것도 한의사의 수요 증대로 이어질 것으로 예상된다. 전 세계적으로 외국에서도 한의학이 자연주의 치료법과 대체 의학으로서 주목을 받으면서 의학 선진국인 미국을 비롯해 러시아, 슬로바키아, 터키 등 유럽지역에서도 한의학과 국내 한의사에 대한 관심이 높은 점은 한의사 직업의 미래 전망을 밝게 하는 요소이다.

[치과 의사 현황 및 미래 전망]

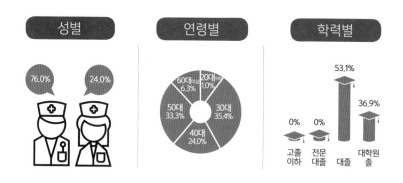

국민 소득과 교육수준이 높아지고 평균 수명이 늘어나면서 구강건강에 대한 국민적 관심도가 높아지고, 젊은 층은 예방이나 심미적 차원에서, 노년층은 보철이나 임플란트 등에 대한 수요가 높아지고 있다. 특히 틀니 및 임플란트 등의 보험 확대 적용 등은 치과 의사의 미래 전망에 매우 긍정적인 영향을 미칠 요소로 보인다. 최근에는 우리나라 우수한 치과의학의 수준 향상으로 해외 진출이 활발하게 시도되고 있다. 중국, 베트남, 중동국가를 중심으로 치과 병원이나 치과 의사들의 진출 사례가 증가하고 있는 점도 미래 전망을 밝게 하고 있다.

[수의사 현황 및 미래 전망]

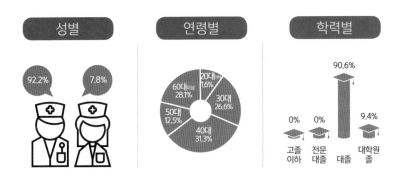

성별
92.2% 7.8%

연령별
20대 1.6%
30대 26.6%
40대 31.3%
50대 12.5%
60대이상 28.1%

학력별
90.6%
고졸이하 0%
전문대졸 0%
대졸 90.6%
대학원졸 9.4%

초고령화 사회, 소득 수준의 향상, 1인 가구의 증가로 인해 개나 고양이 등 반려동물에게서 정신적 위안을 얻는 사람이 늘고 있다. 반려동물 및 소유자를 대상으로 예방접종과 같은 의무 정책도 시행 되고 있어 반려동물에 대한 예방접종, 치료, 분만, 건강관리, 수술 등을 담당하는 수의사의 수요는 지속적일 것으로 보인다. 최근에는 조류인플루엔자나 광우병, 법정전염병 등 동물들의 질병에 대한 검역과 방역의 중요해지면서 예방과 방역 작업을 위한 수의사 인력의 수요도 증가할 것으로 예상된다. 수의학의 영역이 새로운 동물 진료 기술의 개발 및 야생 및 수생 동물의 보전, 생명과학연구에 필수적인 실험동물에 대한 연구, 의약품 및 신물질 개발 등에 대한 생명공학기법의 개발에 이르기까지 확대되고 있는 점도 미래 전망을 밝게 하고 있는 원인이 되고 있다. 그러나 동물병원의 수가 급격히 증가하고 있어 동물병원을 개업하려는 수의사간에 치열한 경쟁도 있다.

출처: 2017 한국직업전망, 고용정보원

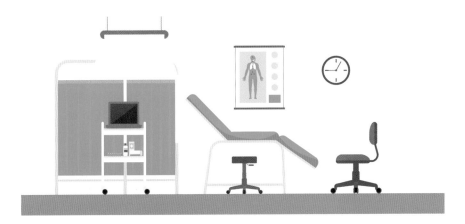

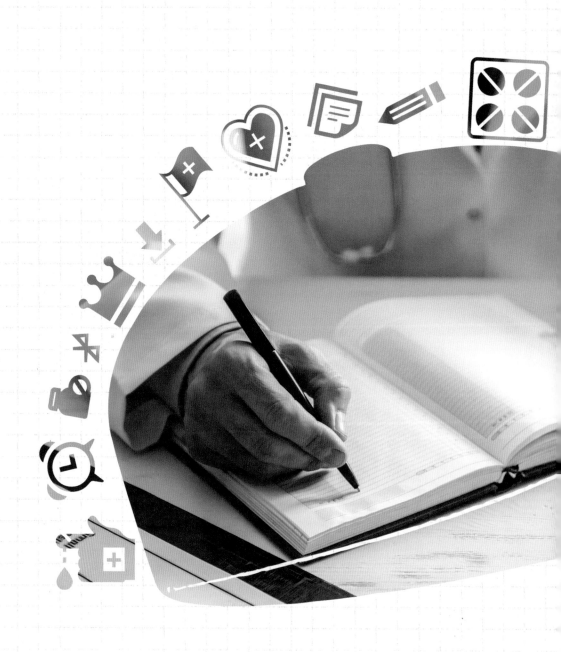

CHAPTER
|2|

의사의
생생
경험담

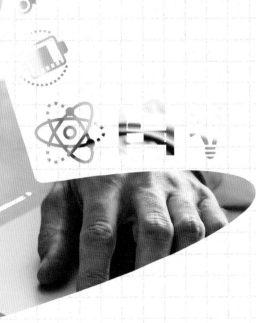

미리 보는 의사들의 커리어패스

 여에스더　　서울대학교 > 서울대학교 대학원 > 서울대학교병원
　　　　　　　　의과대학 졸업　　예방의학 석사 및 박사　전임의사

 류민희　　　BK 성형외과 원장 > BIO 성형외과 원장

 서동운　　　울산대학교 > 서울아산병원
　　　　　　　　의과대학 졸업　인턴 및 정형외과 전공의

 강진호　　　강원대학교 > 국립 경찰 병원 > 서울 보훈 병원
　　　　　　　　의과대학 졸업　수련의 수료　　신경과 전공의 수료

 김용　　　　경희대학교 > 척추신경추나의학회
　　　　　　　　한의학 박사　자생한방지회 지회장

 오동찬　　　조선대학교 치과대학 > 한림대 강남성심병원
　　　　　　　　학사 및 석사　　　　구강외과 인턴 수료

 김문소　　　서울대학교 > 서울대학교 > 미국 매사추세츠주
　　　　　　　　수의학과 졸업　보건대학원 졸업　수의사 자격 시험 합격

> 서울대학교병원 가정의학과 초빙교수 > 에스더클리닉 원장 > 현) 에스더포뮬러 대표이사

 현) 남경의과대학우의병원 북경화한성형병원 원장

> 백령병원(군복무) 정형외과 과장 > 양평길병원(군복무) 정형외과 과장 > 현) 두정정형외과 원장

> 중앙대학교 대학원 석사 과정 수료 > 효정재활요양병원 의사 > 현) 라파엘 요양병원 의사

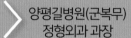

> 연세대학교 보건대학원 최고과정 수료 및 대한스포츠한의학회 팀닥터 과정 수료 > 현) 한국대학 배구 연맹 부회장, 재단법인 자생의료단 수원자생 한방병원 원장

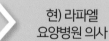

> 광양보건대 겸임교수 > 국립소록도병원 공중보건치과 의사 > 현) 국립소록도 병원 치과장 겸 의료부장

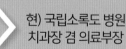

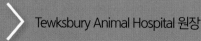

> Tewksbury Animal Hospital 원장 > 현) Dunstable Animal Clinic 원장, Tewksbury State Hospital 재단이사

어릴 적부터 체력이 약했던 소녀는 가족을 건강하게 돌봐줄 수 있는 의사가 되고 싶다고 생각했다. 피를 보는 것은 무서워해 의대생 시절, 해부학 수업은 가장 힘든 시간이었다. 내과, 산부인과, 외과, 응급실 등 다양한 분야의 의학적 지식뿐만 아니라 정신의학적인 치료도 함께 배울 수 있는 가정의학과를 전공으로 선택했고, 환자의 아픔을 마음으로 공감하고 이해하는 것이 약물 처방 못지않게 중요하다는 것을 환자를 통해 배웠다. 고통스러워하는 환자를 보며 질병은 치료보다 예방이 더 중요함을 깨닫고 예방의학 박사가 되었다. 이제는 진료실 밖으로 나와 방송으로, 그리고 건강기능식품 CEO로 더 많은 이의 건강을 책임지고 있다.

예방의학 박사 겸 가정의학 전문의
여에스더

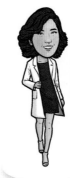

● **현) 에스더포뮬러 대표이사**
● **전) 에스더클리닉 원장**
● **전) 서울대학교병원 가정의학과 초빙교수**
● **전) 서울대학교병원 전임의사**
● **전) 대한임상영양학회 정책이사,**
　　대한임상건강의학회 학술이사 외

서울대학교 대학원 예방의학 석사 및 박사
서울대학교 의과대학 졸업

저서 – <나는 왜 영양제를 처방하는 의사가 되었나>(메디치미디어), <나잇살>(비온뒤),
<13세까지의 건강이 아이의 머리를 지배한다>(랜덤하우스) 외

방송 – KBS 라디오 건강 365 MC, TV조선 홍혜걸의 닥터콘서트 MC 외 다수의 방송 출연

의사의 스케줄

여에스더
의사의
하루

07:30~08:30
▶ 기상 및 신문읽기
08:30~09:00
▶ 아침 식사

09:00~12:00
▶ 에스더포뮬러 업무 처리
　및 각종 결재
12:00~13:00
▶ 점심식사

13:00~18:00
▶ 의학 강의 및 방송 녹화

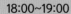

18:00~19:00
▶ 저녁식사

19:00~20:30
▶ 양재천 산책 등 운동

20:30~23:30
▶ 뉴스 및 TV 보기, 독서
23:30
▶ 취침

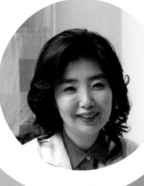

유난히
체력이약했던
어린시절

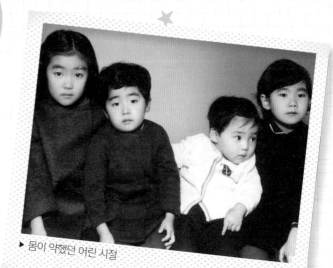
▶ 몸이 약했던 어린 시절

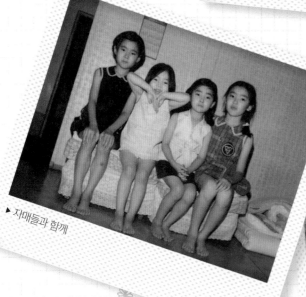
▶ 자매들과 함께

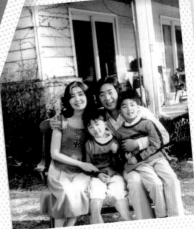
▶ 사랑하는 나의 가족

Question 초등학교 시절에는 어떤 학생이었나요?

저는 대구에서 5녀 중 셋째로 태어났습니다. 다섯 딸 중에 가장 체력이 가장 약한 아이였어요. 몸이 허약해서 유치원과 초등학교 시절 결석을 자주 했죠. 식사량도 많지 않고 타고난 근육량도 적어 늘 피로했고, 오래달리기나 턱걸이는 항상 꼴찌였어요. 학교에서나 집에서나 뛰어놀기보다는 조용히 지내는 날이 많았죠. 공부에 대한 관심도 크게 없는 평범한 초등학생이었던 것으로 기억해요.

Question 중학교, 고등학교 시절은
어떻게 보내셨나요?

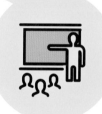

저희 집은 엄격하고 유교식 문화가 강한 가정이었어요. 늘 일정한 시간에 식사하고, 일주일에 두 번 피아노를 배우고, 주말 저녁에는 자매들과 서예를 배우며 정해진 규칙대로 생활했죠. 외부 출입이 자유롭지 못한 환경이라 친구들 집에 놀러 간 기억이 별로 없어요. 유일한 취미는 영화 감상이었습니다. 입시에 매달려야 하는 고3 때도 TV에서 하는 영화는 빼놓지 않고 볼 정도로 영화 보는 것을 무척 좋아했어요.

학창시절 가장 감명 깊게 읽었던 책은 무엇인지 궁금해요

저는 학교에서 추천하는 위인전이나 명작소설보다는 추리소설을 더 좋아했어요. 괴도 루팡을 비롯해 아가사 크리스티, 아서 코난 도일, 에드거 앨런 포 등의 소설을 즐겨 읽었죠. 그 외에도 남녀의 아름다운 사랑을 그린 시를 좋아했습니다. 추리소설가이기도 하지만 시인이기도 한 에드거 앨런 포의 마지막 시 애나벨 리(Annabel Lee)가 지금도 가장 기억에 남네요. 나이가 들면서 사회적인 성공도 중요하지만, 누군가를 진심으로 아끼는 마음이 더 중요하다는 생각을 많이 하게 됩니다.

어떻게 의사가 되고 싶다는 꿈을 갖게 되었나요?

어머니는 음악, 특히 피아노 쪽 진로에 관심이 많았는데, 저는 체력도 약하고 게으른 편이라 피아노 연습을 제대로 하지 않아서 중학교 2학년 때 피아노 교육을 그만두었어요. 그 무렵부터 공부에 관심을 가지기 시작했죠. 의사가 되고자 하는 꿈을 어렴풋이 갖게 된 시기는 중3 때로 기억해요. 음악 교육을 받는 것을 그만두면서 제가 잘 할 수 있는 일이 무엇인지 고민하기 시작했죠. 예술 분야나 운동은 타고난 재능이 중요하다고 생각했지만, 의학은 특별한 재능이 없어도 노력하면 좋은 의사가 될 수 있으리라 생각했습니다. 그 당시엔 과외가 금지여서 학교 공부만 열심히 하면 성적이 나올 수 있던 때였거든요. 지금의 청소년보다는 공부하기가 수월했다는 생각이 드네요. 여기에 체력이 약하고 아픈 가족들을 돌봐줄 수 있다면 더 좋겠다는 바람도 있었지요. 노벨의학상을 받고 싶다는 야무진 꿈을 꾸기도 했답니다.

저에게 가장 큰 걸림돌은 체력이었습니다. 학교 공부를 하는 것도 힘들었지만, 자신의 건강조차 관리할 수 없는 학생이 어떻게 의과대학에 진학할 수 있을지 걱정이 많았죠. 그러나 마음을 다잡고 의지를 가지면 무엇이든 이겨낼 수 있다는 말이 맞는 것 같습니다. 체력이 하다는 핑계로 늘 벼락치기로 공부를 해서 국·영·수 기초가 튼튼하지 않았는데, 굳은 의지로 고3이 되는 겨울방학 두 달을 하루 16시간씩 책상에 앉아있었어요. 성문기본영어부터 시작해서, 성문핵심, 성문종합, 수학의 정석 등을 스스로 공부하기 시작했죠. 마침내 고3이 된 3월 첫 모의고사에서 좋은 성적을 거두면서 공부에 대한 자신감을 느끼게 되었습니다.

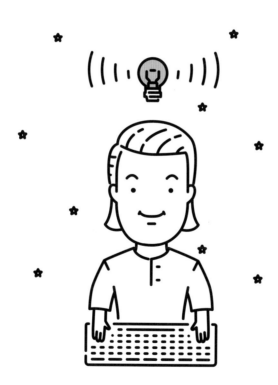

치료보다
중요한 것은
바로
예방

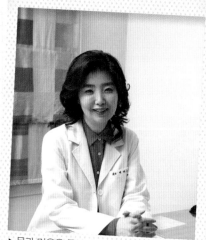

▶ 몸과 마음을 돌보는 가정의학전문의

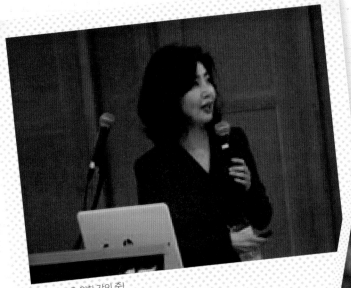

▶ 질병 예방을 위한 강의 중!

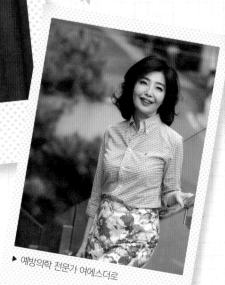

▶ 예방의학 전문가 여에스더로

의과대학 시절 공부는 어땠는지 궁금합니다.

의과대학 교육과정 중에서 가장 두려운 것은 해부학 시간이었습니다. 추리소설은 좋아했지만, 사람의 피를 보는 것은 무서워했거든요. 실습실에서 처음 본 카데바(cadaver: 해부용 시신)와 코를 찌르는 포르말린 냄새는 지금도 잊지 못합니다. 해부학을 공부하는 의과대학 1학년, 그 6개월이 제게는 가장 힘든 시기였죠. 의사들에게 의과대학 시절 가장 기억에 남는 순간은 아마 해부학 실습시험인 '땡 시험'이 아닐까 싶어요. 땡 시험은 의대생들 사이에 통용되는 말인데, 학생들이 기다란 복도에 줄을 서서 30초마다 '땡'하고 울리는 종소리를 들으면서 카데바의 일부분을 직접 보고 종이에 인체조직의 이름을 쓰는 시험이에요. 힘든 시간이었지만 같은 해부학실습 조 동기들과 서로 격려하며 어려운 시기를 잘 넘길 수 있었습니다. 어렵게 해부학 교과과정을 이수했지만, 그다음으로 이어지는 의과대학 과목들도 의미 없이 화학 공식을 외우거나 직접 환자를 보는 임상과 접목이 안 된 책 위주의 내용이 많아서 의과대학 공부 자체에는 크게 흥미를 느끼지 못했어요.

의과대학을 다니면서 가장 중요하게 생각한 것은 무엇이었나요?

의과대학 공부는 제게 너무나 재미가 없었지만, 의사의 중요한 의무 중 하나는 최고의 실력을 갖추는 것으로 생각해서 나름으로 열심히 공부했습니다. 그러다 의과대학 본과 1학년 때 아버지가 간암으로 4개월 만에 돌아가셨어요. 아버지가 돌아가시기 1~2개월 전 응급실에서 의료진 중한 분이 말기 암 환자인 아버지를 두고 "곧 돌아가실 분이니 집으로 데려가라"고 조언하는 과정에서 아버지와 가족이 너무나 큰 상처를 받았습니다. 그때 의사나 의료진이 아픈 환자에게 어떻게 대해야 하는지 깊이 생각하게 되었어요. 어떤 경우에도 환자의 건강과 생명을 우선시해야 한다는 것, 그리고 힘들더라도 환자와 그 보호자가 이해하고 알아들을 수 있도록 설명해주어야 한다는 것 말이에요. 의사가 되기 전 환자의 보호자로서 겪었던 경험이 이런 마음가짐을 가지는 데 도움이 되었어요. 그래서 의학 관련 서적도 많이 읽고 의사로서 갖추어야 할 윤리 및 덕목에 대해 많은 것을 생각하면서 의과대학을 다녔습니다.

Question 인턴 생활과 레지던트 시절은 어땠는지 들려주세요

인턴 첫 발령은 내과 병동이었습니다. 지금도 기억에 남는 환자분이 있는데, 40대 중반의 과학자였어요. 말기 간경변으로 며칠에 한 번씩 식도정맥류로 출혈이 생겼습니다. 그때마다 제가 할 수 있는 일이라고는 주황색의 기다랗고 굵은 줄에 노란 풍선이 달린 튜브를 환자의 작은 코를 통해 식도로 밀어 넣는 것밖에 없었습니다. 그 환자가 B형간염 보유자임을 미리 알았다면 주치의가 있었을 테고, 6개월마다 간 초음파를 하고 간염의 진행을 막을 수 있는 치료를 받으라는 권유를 해주었다면 얼마나 좋았을까 하는 안타까운 마음을 지울 수가 없었어요.

그리고 제가 인턴을 하던 시절에는 인턴의 주 임무가 밤낮으로 정맥주사를 놓는 것이었습니다. 보호자인 어머니가 지켜보는 앞에서 아픈 아이들의 가느다란 정맥에 실수하지 않고 한 번에 주사를 놓기 위해 긴장하고 진땀을 흘렸던 기억이 뚜렷해요. 레지던트 시절엔 2~3개월마다 과를 돌면서 다양한 의학 분야를 배웠습니다. 산부인과에서는 70~80명의 아기를 직접 받아보고, 외과에서는 선배로부터 맹장 수술을 배우기도 했죠.

Question 가정의학과 전문의를 선택한 이유는 무엇인가요?

의과대학 3학년 때 정신과 병동을 돌면서 사람의 건강에 있어 정신적인 부분이 중요하다는 것을 깊게 깨닫게 되었어요. 그래서 정신의학과 관련된 책들을 보면서 환자와의 정신과적인 상담에 관심을 가졌죠. 그런데 인턴 시기를 거치면서 환자의 신체 증상에도 관심을 두게 되었습니다. 의과대학 가정의학 수련 과정은 내과, 산부인과, 외과, 응급실 등 다양한 분야의 의학적 지식뿐만 아니라 정신의학적인 치료도 함께 배울 수 있어서 신체적인 부분과 정신적인 부분을 함께 배울 좋은 기회였습니다. 무엇보다 레지던트 과정 중 1년 동안 실제 외래에서 환자를 보면서 상담하고 치료하는 교육을 받을 수 있다는 것이 무척 매력적으로 다가왔어요. 수련의 3년 차에 외래진료를 보면서 단순한 약물 처방과 건강 상담이 아니라 환자의 아픔을 마음으로 공감하고 이해해주는 것이 약물 처방 못지않게 환자의 증상 호전에 도움이 된다는 것을 많은 환자분을 통해 배울 수 있었죠.

예방의학 박사 학위도 취득하셨죠.
어떤 이유인지 궁금해요

　질병은 치료보다 예방이 더 중요하다고 생각했습니다. 얼마 전 대장암 사망률이 위암 사망률을 추월했습니다. 레지던트 시절에 외과 병동을 돌면서, 대장암 진단이 늦어져 복부에 인공항문을 단 환자분의 드레싱(상처 주위를 소독하는 것)을 한 달 동안 매일 한 적이 있어요. 인공항문 밖으로 불룩하게 나온 비닐 주머니에 본인의 의지와 상관없이 나오는 변을 보면서 여성 환자분은 무척 힘들어했고, 그 모습을 보는 저 역시 고통스러웠습니다. 무엇보다 예방이 중요함을 한 번 더 느낀 순간이었지요.

　예방의학은 각종 의학 논문을 분석하고 통계를 통해 질병의 원인을 찾아내고 이를 환자에게 적용해 질병의 발생을 줄이는 학문이에요. 이외에도 환경이 건강에 미치는 영향 등 다양한 기초의학을 공부할 수 있는 분야죠. 임상의학도 중요하지만, 기초의학도 중요하다고 생각해서 임상 의사인 가정의학 전문의와는 별도로 예방의학을 공부하게 되었어요.

 예방의학 전문가로 활동하시며 가장 보람을 느낄
때는 언제인가요?

　지난 20여 년을 진료실에서 환자를 보는 것 외에, 전국을 다니면서 노화, 비만, 심장병, 암, 건강검진, 운동, 스트레스 조절, 영양제 섭취 등 건강과 관련한 다양한 분야에 대해 강의를 했습니다. 방송을 통해서도 많은 분에게 예방의학의 중요성을 알렸어요. 제게 진료를 받은 후나 의학 강의를 들은 후, 환자분의 건강상태가 좋아지거나 항암과정을 잘 이겨내신 경우 혹은 조기 검진으로 일찍 질병을 찾은 분들의 모습을 보면서 가장 큰 보람을 느낍니다.

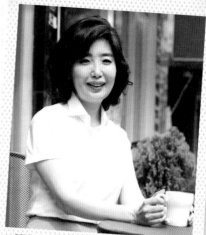

의사에서 CEO로!

▶ 이제 에스더 포뮬러의 대표예요

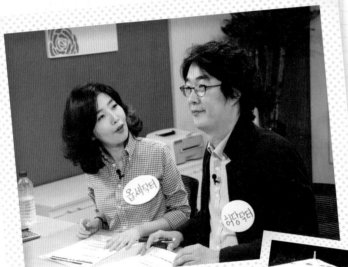

▶ 남편 홍혜걸 박사와 MBC <마이리틀텔레비전> 방송 출연

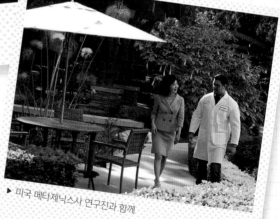

▶ 미국 메타제닉스사 연구진과 함께

의사가 되고 싶은 청소년들에게 조언을
부탁드려요.

내 가족을 생각하는 마음으로 환자를 돌볼 수 있는 그런 마음이 따뜻한 의사가 되었으면 해요. 그리고 의대를 졸업한 후에 의과대학 교수가 되거나 의사로 개업을 하는 것 이외에도 다양한 길이 열려있어요. 뇌과학을 전공하는 기초의학자, 다국적 제약회사의 CEO, 의학 전문 기자 등 다양한 길을 염두에 두고, 의대 입학 후에도 의학 공부를 즐길 수 있는 그런 청소년이 되었으면 합니다.

Question 건강기능식품에 관심을 두게 된 계기는
무엇인가요?

저는 어릴 때부터 몸이 약해 늘 피로에 시달렸고 몸이 아파 결석을 자주 했죠. 질병이 없는데 왜 힘들고 아플까요? 저는 영양에서 해답을 찾았어요. 20여 년간 건강기능식품을 통해 실제로 많은 분이 입맛과 활기를 되찾는 모습을 보았습니다. 저는 건강기능식품이 사람들의 건강에 기여한다는 신념을 가지고 있어요. 이 신념은 제가 진료실을 떠나 '에스더포뮬러'를 시작한 계기입니다. '에스더'는 제 이름이고 '포뮬러'는 배합이란 뜻이에요.

Question 어떻게 회사를 창업하게 되셨나요?

사업을 해본 적이 없는 제가 회사를 창업한 이유는 제품에 대한 책임을 지기 위해서입니다. 전문가가 단순히 특정 제품의 광고모델로만 활용되어선 안 되니까요. 에스더포뮬러는 제

가족과 아이들에게 먹인다는 심정으로 시작했어요. 제품마다 권위 있는 기관으로부터 좋은 평가를 받은 제조회사가 있지만, 영양소 성분과 비율은 한국인의 식단을 고려해 제가 직접 배합합니다. 제 이름을 걸고 판매하는 제품인 만큼 품질로 소비자에게 보답해야 한다고 믿기 때문이에요.

Question 일상에서 건강기능식품을 섭취할 때 주의할 점이 있나요?

건강기능식품을 식후 30분에 복용하는 것은 잘못된 상식이에요. 종합비타민제, 칼슘제, 엽산제 등 위산의 도움이 필요한 영양제는 식사 직후에 드시는 것이 좋아요. 초유나 철분제제 등은 공복에 드시는 것이 흡수가 더 잘 되고요. 오메가-3의 경우 항산화제와 함께 드시는 것이 좋고 활력을 증진하는 비타민B군이 풍부한 종합비타민제는 아침이나 점심 식사 직후에 드시는 것이 좋습니다.

양파나 마늘 등 음식으로 섭취할 수 있는 성분은 가능하면 건강기능식품의 형태로 섭취하지 않는 것이 좋아요. 특히 고혈압이나 당뇨, 고지혈증과 같이 이미 효과가 검증된 약이 있는 경우 비싼 건강기능식품을 섭취하는 것은 권하지 않죠. 내 몸에 꼭 필요하고 부족한 영양소만 건강기능식품으로 섭취하는 것이 좋습니다. 한국인의 경우 비타민 D처럼 음식으로 섭취가 힘들고 인구의 90%가 부족한 영양소는 영양제의 형태로 드시는 것이 좋죠.

Question 앞으로 목표가 있다면 무엇인가요?

의과대학을 졸업하고 다시 눈을 뜨게 된 분야는 바로 영양을 기본으로 하는 기능의학(Functional Medicine)이에요. 혹이나 궤양, 혈액 검사상 변화처럼 눈으로 관찰되는 구조의 변화에만 주목했던 것이 기존의 의학이라면, 기능의학은 나무보다 숲을 봅니다. 영양을 통한 몸 전체의 기능을 중시하죠. 예를 들어, 고지혈증약을 복용하는 분 중, 과로를 했을 때 근육이 녹아 신장에 부담을 주는 횡문근변성이라는 합병증이 생기는 사람도 있어요. 똑같은 약을 먹어도 어떤 사람은 전혀 문제가 없고, 어떤 사람은 심한 부작용을 경험합니다. 바로 유전자의 차이 때문이지요. 건강기능식품도 과학입니다. 개인별 유전자 차이를 고려한 맞춤형 건강기능식품을 내놓겠다는 포부를 갖고 있어요. 또한, 의학을 공부하는 많은 학생이 기능의학을 접할 수 있는 환경을 조성하기 위해 노력하고자 합니다.

Question 최근 가장 관심을 가지고 계시는 분야는 무엇인가요?

요즘 가장 큰 관심사는 카카오 TV, 페이스북, 유튜브 등 SNS를 통한 실시간 의학 상담 방송 '메디텔'이에요. '메디텔'은 남편인 홍혜걸 박사가 운영하는 의학전문 인터넷 채널 '비온뒤'에서 제작하는 실시간 의학 상담 방송이랍니다. 중년이나 노년층뿐만 아니라 20~30대분들도 건강에 대한 관심이 많은데, 인터넷에는 부정확한 의학 정보가 많아요. 올바른 건강 정보를 공유할 수 있는 장을 만드는 데 기여하고 싶어서 시작하게 되었죠. 매주 화요일 저녁 8시부터 1시간 반 동안 남편이나 제가 해당 분야의 의학 전문가들을 모시고 시청자분들과 소통하면서 의학 상담을 해드리죠. 가장 인기가 많은 분야는 피부와 영양 상담 시간이에요. 가능하면 어려운 의학 정보를 쉽게 전달하려고 노력하고 있답니다. 미국이나 독일, 아르헨티나 등 외국에 계신 분들도 시청하고 요즘은 시청자분들끼리 질문과 답을 서로 해드리기도 한답니다. 앞으로 의학방송 분야에 관심이 있는 청소년들에게 실시간 방송을 경험할 수 있는 기회도 주고 싶어요.

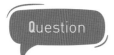

미래를 꿈꾸는 대한민국의 청소년들에게 한 말씀 해주세요.

우리의 인생은 매우 긴 시간입니다. 지금 어떤 선택을 하더라도 5년 후, 10년 후에는 또 다른 선택을 할 수 있어요. 저는 25세에 의사가 되었지만 38세라는 나이에 제가 진정 원하는 영양전문가의 삶을 찾았고, 48세에는 CEO의 길을 택했습니다. 지금 본인의 선택이 맞을까, 틀릴까 두려워하지 마세요. 진정 좋아하고 열정을 바칠 수 있는 그 무엇을 꼭 찾을 수 있기를 바랍니다.

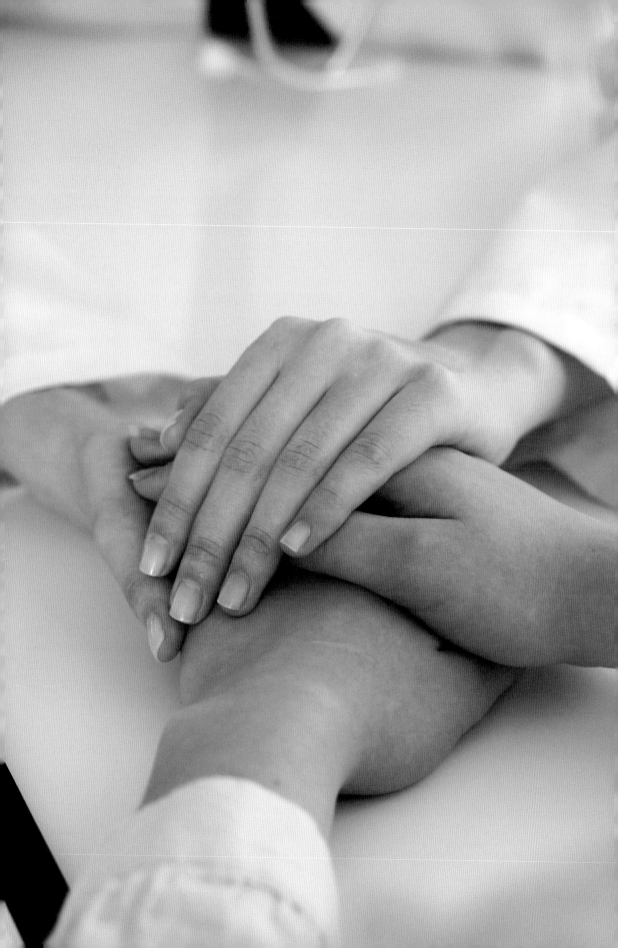

형을 따라 자주 병원에 다니던 유치원생은, 나중에 크면 형을 건강하게 치료해주던 의사 선생님처럼 멋진 의가 되고 싶었다. 엄청난 분량의 의과대학 공부를 완벽히 해내야 좋은 의사가 될 거라는 부담감이 있었다. 하지만 점차 평생 겸손하고 성실하게 공부하는 자세가 중요하다는 걸 이해하게 됐다. 선천성 기형부터 외상, 암, 재건 등 다양한 분야를 다루고, 늘 역동적인 성형외과의 매력에 끌려 전공을 선택했다. 지금은 한국뿐 아니라 더 큰 아시아를 바라보며, 중국에서 동양인 Asian Facelift(동양인 얼굴 리프팅) 연구를 하며 활동하고 있다. 서양 중심의 리프팅에서, 동양인 얼굴 리프팅의 학문 발전에 보탬이 되고자 사명감을 가지고 한 걸음 한 걸음 나아간다.

성형외과 전문의
류민희

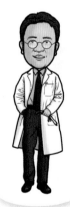

- 현) 남경의과대학우의병원 북경화한성형병원 원장
- 전) BIO 성형외과 원장

대한성형외과학회 정회원 및 종신회원
미국성형외과학회(ASPS) 정회원
국제미용성형외과학회(ISAPS) 정회원
중국미용성형협회(CAPA) 정회원
호주 멜버른 얼굴해부코스(MAFAC) 강사(Faculty)
영국 캠브리지 국제인명센터(IBC) 및
마르퀴스후즈후(The Marquis Who's Who) 인명사전 등재

의사의 스케줄

류민희
의사의
하루

21:00~23:30
▸ 독서 및 공부

23:30
▸ 취침

06:00~07:30
▸ 독서 및 공부

07:30~09:00
▸ 아침 식사 및 출근

20:00~21:00
▸ 운동 및 휴식

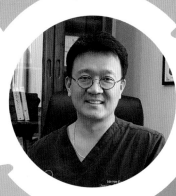

09:00~12:00
▸ 진료 및 수술

12:00~13:00
▸ 점심식사

18:00~20:00
▸ 퇴근 및 저녁 식사

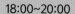

13:00~18:00
▸ 진료 및 수술

내 꿈은,
형을 치료해주던
의사
선생님

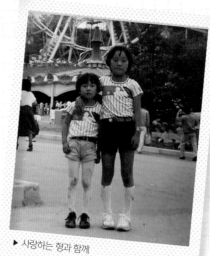
▶ 사랑하는 형과 함께

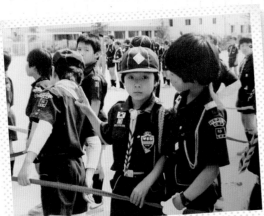
▶ 초등학교 보이스카우트 시절

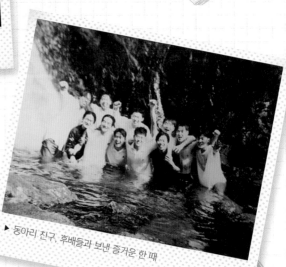
▶ 동아리 친구, 후배들과 보낸 즐거운 한 때

어린 시절에는 어떤 학생이었나요?

친구들과 어울리길 좋아하고, 운동을 즐겼던 평범한 학생이었습니다. 학원을 한두 곳 다닐 때도 있었지만, 학교생활 말고는 밖에서 친구들과 뛰어놀았던 기억이 대부분이네요. 중, 고교 시절에는 음악을 즐겨 들었는데, 하드 록과 대중가요를 주로 들었어요. 그때는 지금처럼 음원이라는 것이 없었고, 카세트테이프나 CD 등을 사서 들었죠. 용돈을 모아 팝송, 록, 서태지 앨범 등의 음반을 사서 친구들과 바꿔가며 들었던 기억이 나요. 운동도 좋아했는데, 특히 농구가 대세였습니다. 미국 NBA의 마이클 조던, 만화 〈슬램덩크〉의 인기가 엄청났고, 아침에 농구공을 들고 나가서 식사도 거르고 해질 때까지 시합했던 적도 있었죠. 그 시절 운동을 즐겼던 것이 정신적, 육체적 성장에 큰 도움이 되었습니다. 특히 기분 전환에도 좋아서 여러분께 적극적으로 권해드리고 싶네요.

특히 좋아하는 과목이 있었나요?

좋아하는 과목은 수학과 문학이었어요. 수학은 처음부터 좋아하진 않았는데, 꼭 해야 한다고 생각하고 꾸준히 하다 보니 흥미가 생겼고, 가장 좋아하는 과목이 되었어요. 처음 몇 달간은 상당히 어려웠지만 노력하니 익숙해졌고, 그러면서 재미가 들었던 것 같아요. 문법과 관련된 국어 과목은 별로 좋아하지 않았지만, 문학은 마음 가는 대로 느끼고 즐길 수 있어 좋아했습니다. 특히 고려가요와 근대 문학을 좋아했어요. 감정을 쉽고 진술하게 표현해서 마음에 들었죠.

Question 가장 감명 깊게 읽었던 책은 무엇인지 궁금해요.

고등학교 시절 홍정욱의 〈7막 7장〉을 가장 감명 깊게 읽었습니다. 꿈을 향한 그의 도전과 집념이 가슴을 뛰게 했고, 화려하면서도 진솔한 글이 너무나 매력적으로 느껴졌어요. 성인이 되어서는 사마천의 〈사기〉나, 항우, 유방과 함께 다양한 개성의 영웅들이 등장하는 〈초한지〉를 인상 깊게 읽었어요. 세상 이치를 살피고, 어떻게 살아야 할지 많은 영감을 받았죠.

Question 언제 의사라는 꿈을 갖게 되었나요?

제가 유치원생일 때, 형이 두세 달 정도 병원에 통근치료를 받은 적이 있어요. 형을 따라 자주 병원에 다니면서 의사 선생님을 가까이서 보게 되었고, 그분의 치료로 형의 건강이 회복되는 과정을 지켜보았죠. 숭고하고 멋있는 직업이라고 생각했고, 그때부터 의사를 꿈꾸게 되었습니다.

Question 의과대학에 입학하기 위해 어떤 노력을 기울였나요?

일단 학업에 충실했어요. 특히 수학 공부에 가장 많은 시간과 노력을 투자했습니다. 제 학창시절에는 특별활동이나 봉사활동 등 교과 외 활동이 제도화되지 않았었던 시기였어요. 그래서 자선단체나 봉사단체를 돕는 경험을 못 해본 것이 아주 아쉽습니다. 학창 시절에 다양한 활동을 해 본다면 더욱 깊고 넓은 마음을 가진 의사가 되는 데 도움이 될 거라고 봅니다.

의과대학 시절은 어떻게 보내셨나요?

공부를 소홀히 하진 않았지만, 음악과 여행을 좋아했습니다. 의예과 2년, 의학과 2년 총 4년 동안 밴드부에서 드럼을 연주했고, 학교 축제와 여러 행사에 참여해서 공연했던 것이 멋진 추억으로 남아있어요. 그 뒤에는 재즈, 블루스 음악에 관심을 기울이며 나름의 취미 생활을 했고, 가까운 친구와 바닷가에 스킨스쿠버와 낚시하러 자주 다녔던 기억도 있네요.

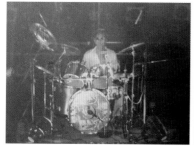
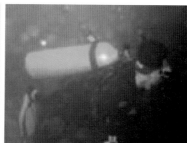
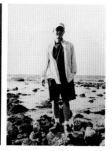

▲ 의과대학 밴드 동아리 시절 공연　　　▲ 대학 시절 즐기던 스킨스쿠버　　　▲ 제주도 졸업 여행에서

Question **의과대학에서 배우는 교육과정을 소개해주세요.**

의과대학 교육과정은 보통 의예과(예과) 2년, 의학과(본과) 4년으로 6년이에요. 예과는 교양과목이나 생물, 화학 등 기초 학문에 대한 교과로 이루어져 있고, 의학을 배우는 준비 단계라고 보면 됩니다. 본과에 들어가면서 본격적으로 의학에 대해 공부하게 되는데, 본과 1학년 때는 해부학, 생리학, 병리학, 약리학, 면역학, 생화학 등 기초 의학을 공부해요. 본과 2학년 때는 내과, 외과, 산부인과, 소아청소년과, 정신과 등 임상과목을 배우고, 본과 3, 4학년은 다른 임상과목과 함께 병원의 각 과를 돌면서 직접 환자를 보며 임상 실습을 하죠.

Question 의과대학을 다니면서 가장 중요하게 생각한 것은 무엇이었나요?

초기에는 제 무지나 실수로 환자에게 피해를 주면 안 된다는 강박 관념이 가장 큰 스트레스였습니다. 방대한 분량의 학습량을 다 소화해야 좋은 의사가 될 거란 생각이 있었어요. 제한된 시간 안에 교과서를 모두 읽기에도 벅찬데, 그것을 기억하기란 사실 불가능에 가깝습니다. 그 지식을 모두 기억하지 못하면 환자에게 잘못된 처방이나 시술을 할지도 모른다는 강박증과 죄책감이 두려웠죠. 하지만 의학은 모든 내용을 기억하기보다, 평생 책을 가까이하면서 겸손하고 성실하게 공부해나가는 자세가 중요하다는 걸 이해하고 나서는 즐길 수 있게 되었어요.

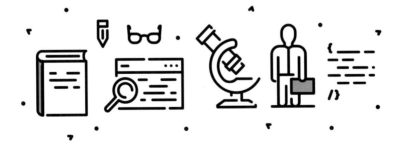

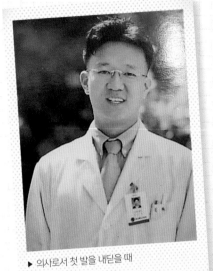

▶ 의사로서 첫 발을 내딛을 때

다양하고
역동적인
성형외과의
매력

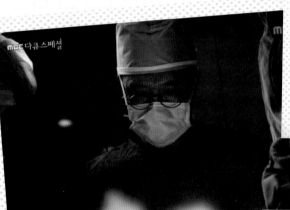
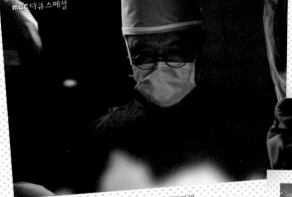

'얼굴 노화와 개선'에 관한 다큐멘터리 프로그램

▶ 호주 Melbourne University에서 해부 연수 중

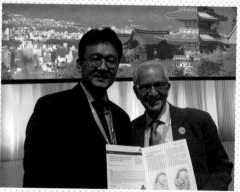

▶ 논문을 기념하며 미국성형외과학회 회장
Dr. Foad Nahai와 함께

인턴 생활에 대한 소개와 가장 기억에 남는 일에 대해 말씀해주세요.

의과대학 졸업과 함께 의사 국가고시를 보게 되는데, 그 시험에 합격하면 의사면허증을 받고 정식으로 의사가 됩니다. 그리고 일반적으로 1년의 인턴 과정을 거치는데, 보통 2주일 단위로 각 과를 돌면서 일하고 배우게 되죠.

기억에 남는 에피소드 중 하나는, 내과를 돌던 중 심장 마비 환자가 생겨 심폐소생술을 하게 된 일이 있었어요. 그런데 제가 심장 마사지를 하는 도중 심장 박동이 돌아오는 거예요. 다른 사람이 했어도 결과는 같겠지만, 그때의 보람과 감동은 인턴 시절의 소중한 기억 중 하나입니다.

또, 시골 병원 응급실에 한 달간 파견을 가 있을 때 있었던 일이에요. 대학병원과 협력 관계에 있는 중소 도시 병원에 인턴이 파견되어 응급실 업무 등 일차 의료를 담당하기도 하거든요. 그때 뱀이나 독충에 물린, 도시에서는 보기 어려운 환자들을 만나기도 하고, 다양한 케이스의 주검을 검안한 일 등이 기억에 남아요. 빡빡한 도시를 벗어나 밤하늘의 별과 풀벌레 소리로 운치를 즐길 수도 있었던 것도 좋았죠.

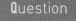 **레지던트 생활은 어땠는지도 듣고 싶어요.**

레지던트는 3~4년 과정으로 과마다 차이가 있습니다. 저는 4년 과정인 성형외과에서 레지던트를 마쳤어요.

1년 차 과정은 모든 과의 레지던트가 아주 힘듭니다. 업무를 배우면서 일을 처리해야 하는데, 업무량이 엄청나고 응급 상황 등 예측 불가능한 일도 많기 때문이에요. 성형외과의 경우 수술환자 드레싱, 차트 업무, 약물처방, 응급실 호출 등이 대부분 1년 차 루틴 업무입니다. 밤을 새우는 경우도 종종 있고 보통 하루 3시간 정도로 수면 시간이 절대적으로 부족하죠.

그리고 오프를 받아 병원 밖에 나가는 경우가 한 달에 손에 꼽을 정도로 드물었어요. 1년 차 때는 윗년차 선배들에게 야단도 많이 맞고 육체적으로나 정신적으로 힘든 시간이었습니다.

2년 차가 되면 수술실에서 1st 또는 2nd 조수 역할도 하고, 논문도 배정을 받아요. 1년 차 업무에서 벗어나게 되는 것이 큰 기쁨이고, 비로소 성형외과 교과서와 저널 등을 관심 있게 보며 학문에 흥미를 느낄 때죠.

Question 레지던트 3~4년 차 생활은 어떤가요?

3, 4년 차는 수석 레지던트로 의국의 전반적인 관리 책임을 맡으며, 응급 수술 집도 등 전문성을 강화하는 과정이에요.

성형외과 분야 중 재건 성형은 중요한 부분이고, 그 중에서도 미세수술의 비중이 큽니다. 3년 차에는 그에 관한 술기를 익히고, 깊이 있는 논문 작업을 위해 동물 실험실 파견을 1달간 가게 됩니다. 저는 이때 지방유래 줄기세포에 관한 석사 논문을 쓰면서 재생 의학에 관심을 가질 수 있었어요. 그리고 3년 차 말에는 수석 레지던트가 되어 응급 수술을 대부분 집도했는데, 손가락 절단된 환자분의 재접합 수술을 성공적으로 마무리시킨 것이 가장 기억에 남네요.

4년 차는 의국을 총괄하며 교수님, 수술실, 병동, 외래 업무가 원활하게 돌아가도록 살펴야 하는 자리이고, 전문의 시험을 준비해야 하는 시간이기도 합니다. 보통 추석 전후로 수석 레지던트 자리를 3년차에게 넘기고, 시험공부에 전념해요.

Question 전문의가 되기 전 가장 기억에 남는 일은 무엇인가요?

레지던트 시험을 준비하며 전국 수석을 해보겠다는 생각으로 나름대로 노력을 많이 했어요. 비록 목표를 이루지 못했지만, 겸손함과 자신감을 가지게 된 것이 가장 기억에 남습니다. 1차 필기시험은 만족스러운 결과를 얻었는데, 2차 실기 시험이 아쉬웠죠. 레지던트를 마치는 의국 졸업식 자리에서 이러한 개인적 다짐과 아쉬움을 얘기했는데, 원로 교수님께서 기분 좋게 웃으시며 "수석이 되는 것은 노력만으로는 어렵고, 운도 따라 줘야 해. 하늘의 뜻이 있어야 하지."라고 하셨어요. 당시에는 섭섭했지만, 그 후 '진인사대천명(盡人事待天命, 사람으로서 자신이 할 수 있는 어떤 일이든지 노력하여 최선을 다한 뒤에 하늘의 뜻을 받아들여야 한다는 한자 성어)'의 의미를 이해하면서, 겸손함을 배우게 되었죠. 평생 성형외과 의사로 살 건데, 제대로 깊이 공부해 보자는 마음으로 열심히 했던 것이 학문에 대한 관심과 자신감을 가지는 데 큰 도움이 되었어요.

Question 성형외과를 선택하게 된 이유는 무엇이었나요?

의과대학 시절 내과나 신경외과 전문의가 되는 것을 생각한 적이 있습니다. 해박한 지식을 갖춘 내과 선생님을 동경하기도 했고, 혼수상태로 들어온 환자를 걸어서 나가게 하는 신경외과 선생님도 존경스러워 보였죠. 하지만 내과는 대부분 약에 의존해서 치료해야 하고, 신경외과는 좋은 결과만큼이나 그렇지 않은 상황도 많이 맞이해야 하는 것이 부담스럽기도 했어요. 하지만 성형외과는 선천성 기형부터 외상, 암, 재건 등 다양한 분야와 남녀노소 구분이 없는 넓은 환자층이 인상적이었어요. 특히 모든 수술이 일괄적으로 정해진 방법을 따르는 것이 아니라, 집도의에 따라 새로운 디자인과 방법이 적용되는 역동성이 큰 매력으로 다가왔습니다.

Question 성형외과 의사는 어떤 진료를 하는지 알려주세요.

일반적으로 성형외과는 외모를 젊고 아름답게 해주는 과라고 알려져 있는데, 미용 성형은 성형외과의 아주 일부에 지나지 않습니다. 영어로 성형외과를 'Plastic and Reconstructive Surgery'라고 해요. 우리 신체 연부조직 대부분에 관여한다고 생각하면 됩니다. 그 중 얼굴과 손에 관련된 선천성 기형, 외상 등의 문제는 성형외과의 오랜 전문 분야예요. 특히 화상, 암 수술 등 재건이 필요한 경우는 대부분 성형외과에서 재건수술이 이루어지죠. 현미경을 보면서 가는 혈관과 신경을 잇는 미세수술(microsurgery) 또한 성형외과의 자랑이자 전문 분야예요. 오늘날 미용 성형은 얼굴의 선천성 기형과 외상 등의 개선으로 깊고 넓은 기초 지식과 경험이 쌓이면서, 얼굴의 미적인 개선까지 관심을 두고 발전시킨 것이지요.

Question 성형외과 의사로 근무하며 가장 보람을 느낄 때는 언제인가요?

전문의와 전임의(fellow)를 마치고, 레지던트 수련 병원에서 지도전문의로 있을 때였습니다. 공장에서 일하다가 왼손가락 2개, 오른손가락 3개가 절단된 40대 중반 여성분이 왔는데, 레지던트 한 명과 함께 16시간에 걸쳐 혈관 이식을 통한 미세 수술로 모든 손가락을 재접합에 성공해서 살렸습니다. 그때 환자분이 가장 기억에 남고 보람을 느낀 순간이었죠.

동양인을
위한 연구를
계속하다

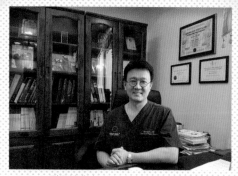

▶ Beijing 진료실에서

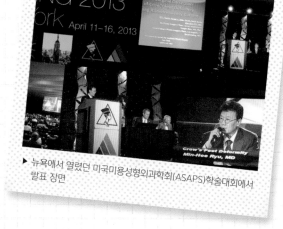

▶ 뉴욕에서 열렸던 미국미용성형외과학회(ASAPS)학술대회에서
발표 장면

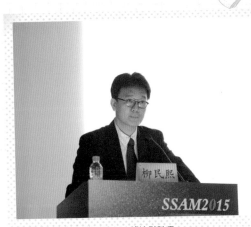

▶ Shanghai Medical Center에서 강연 중

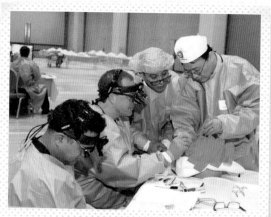

▶ 미국 Las Vegas에서 열렸던 인체해부연수코스(MAFAC)에서
강사로 참여해 참가자를 도와주는 모습

Question 최근 가장 관심을 가지고 계시는 분야를 소개해주세요.

제가 관심을 가지고 연구하고 있는 분야는 얼굴 노화 개선과 해부학인데, 그중 동양인 얼굴 리프팅에 대해 큰 관심이 있습니다. 몇 년전 싱가포르의 성형외과 친구로부터 'Asian Facelift(동양인 얼굴 리프팅)'에 대한 강의 요청을 받고 발표를 준비하던 중, 동양인 얼굴리프팅에 대한 SCI*논문 수가 손가락에 꼽힐 정도밖에 안된 것을 보고 충격을 받았어요. 수 천편의 논문 및 연구 결과물이 미국, 유럽, 호주 등 서양인에 관한 것이고, 학문적인 기초뿐만 아니라 경험도 아시아에서는 상당히 부족했어요. 고령 인구가 많아지고 경제력의 상승으로 수요가 늘어나고 있는데 반해, 아시아에서 이 분야에 대한 연구는 별로 없었어요. 그래서 이 분야에 대한 연구의 필요성을 느끼고, 학문적인 발전에 작으나마 보탬이 되도록 사명감을 가지고 노력하고 있습니다. 동양인 얼굴 리프팅의 역사 발전에 조금이라도 기여하는 것이 제 꿈입니다.

> **잠깐! SCI(과학기술논문 인용색인)란?**
> 미국 클래리베이트 애널리틱스(Clarivate Analytics)가 구축한 국제학술논문 데이터베이스를 뜻한다. 매년 전 세계에서 출판되고 있는 과학기술저널 중에 자체 기준과 전문가의 심사를 거쳐 등록 학술지를 결정한다. 따라서 SCI의 등록 여부는 세계적으로 그 권위를 인정받고 있는 학술지 평가기준이 된다. 또한, SCI의 인용도에 따라 과학논문의 질을 평가할 수 있기 때문에 SCI의 수록 논문 수 및 인용도는 국가 및 기관 간의 과학기술 연구 수준을 비교하거나 연구비 지원, 학위인정 및 학술상 심사 등의 반영자료로도 활용된다.

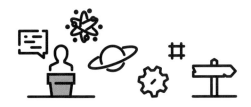

리프팅 수술의 권위자이신데, 리프팅 수술은 어떤 수술인가요?

　리프팅 수술은 처진 얼굴살을 당겨 올려 얼굴선(contour)을 개선해 주는 것이에요. 방법은 레이저, 약품, 실 등을 이용하는 간단한 것부터 절개를 통한 근본적인 개선을 추구하는 것까지 아주 다양합니다. 일반적으로 노화로 인한 처짐을 개선하는 방법으로 주로 이용되는데, 얼굴 뼈 수술 후 처짐의 개선을 위해 치료 목적으로 적용되기도 해요.

　하지만 항노화 수술의 한 분야인 안면거상술(facelift)에 있어서는 아직 미국에 비해 많이 부족한 것이 사실입니다. 서양인과 달리 동양인은 얼굴이 상대적으로 넓고 연부조직이 질기고 단단해 얼굴 리프팅에서 좋은 결과를 얻기가 상당히 어려워요. 저는 그 문제의 극복을 위해 성형외과 대가들의 술기를 융합한 새로운 방법을 제시했습니다. 그 방법을 미국의 권위있는 학술지(SCI)에 게재하고, 세계 각국의 학술대회 발표와 강의를 통해 검증받고, 나누고 있어요. 또한, 그 수술에 의미있는 해부학적 구조물에 대해 동양인 관점에서 연구를 해나가고 있답니다. 그 연구 역시 하나하나 결과가 나오면서 권위있는 학술지와 학술대회에 발표하고 있죠. 좋은 친구들과 함께 열심히 연구하고 노력 중이니 보다 나아지리라 생각합니다.

우리나라의 성형수술 기술 수준은 어느 정도인지 궁금해요.

　미용성형과 재건성형 모두 세계적인 수준이라고 보는데, 그 중 동양인만의 특징에 관한 미용성형은 우리나라가 최고라고 생각해요. 서양인과 다르게 접근하는 눈, 코, 얼굴뼈 윤곽 수술 분야는 새로운 영역을 개척했다고 할 정도이죠. 동양인의 경우 눈은 상대적으로 작고 쌍꺼풀이 없는 경우가 일반적인데, 그것을 극복하기 위해 눈을 상하좌우로 크게 하고, 쌍꺼풀을 만들고 푸는 수술이 상당히 발전해 왔습니다. 서양인들은 큰 코를 줄이는 수술이 일반적인데 반해, 동양인들은 작고 낮은 코를 세우는 술기가 많아 그에 관한 수술 또한 많은 발전을 이루었어요. 그리고 동양인들은 얼굴이 상대적으로 넓고 큰 편이어서 광대축소술, 사각턱축소술과 같은 얼굴 폭을 줄이는 수술도 발전했죠.

Question 존경하는 롤 모델이 있다면 소개해주세요.

가장 가까이서 공감해주고 한결같은 지지와 헌신을 베풀어 주신 부모님입니다. 40대가 되어 가정을 이루고 자식을 키워보니 감사와 존경의 마음이 더 크게 듭니다.

또한, 성형외과 의사로서 롤모델은 호주 멜버른에 계시는 Dr. Bryan Mendelson입니다. 얼굴 노화와 리프팅 수술에 관련된 해부학의 발전에 지대한 공을 남긴 분으로, 지금도 꾸준히 수술과 연구를 하면서

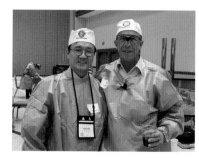
▲ 멘토 Dr. Bryan Mendelson과 함께

역사를 써나가고 있는 분이에요. 학문에 대한 뜨거운 열정과 집념 그리고 신사적인 품격 모두 닮고 싶은 분입니다. 이 분의 연구 모임에 2016년부터 강사로 등록되어 보다 자주 가까이서 뵙게 되었는데, 매년 미국미용성형외과학회(ASAPS)와 호주에서 모여 함께 연구하고 후학들에게 가르침도 전하고 있습니다.

Question 현재 중국에서 활동하고 계시는데, 어떤 이유로 중국을 선택하셨나요?

동양인 안면거상술(Facelift)의 역사 발전에 이바지하고 싶다는 꿈에 가까이 가기 위해서는

한국 뿐만 아니라 아시아 전체를 고려해야 하는데, 비중이 큰 중국을 빼놓을 수 없었죠. 한국보다 훨씬 큰 잠재 수요가 있고, 함께 연구할 수 있는 친구들 또한 많고요. 아시아인 모두가 함께 할 수 있고 크게 성장할 수 있는 곳을 마다할 이유가 없었습니다. 물론 언어적인 소통과 문화 차이, 수술의 이해도 등에 대한 어려움이 있지만, 극복할 수 있는 것들이에요. 주로 있는 곳은 베이징이지만 서울도 자주 왕래하며 교류 및 연구 활동을 지속적으로 하고 있어요. 사람 사는 곳은 어디나 보편성이 있기 때문에, 서로 존중하고 자기만의 실력을 갖추고 있다면 외국 생활도 얼마든지 즐기면서 할 수 있답니다.

Question 의사가 되고자 하는 청소년들이 준비해야 할 것은 무엇인가요?

일차적으로 현실에 맞게 학업에 충실해야 합니다. 그리고 본인이 뜻을 둔 의사상을 구체화하며 꿈을 품길 바랍니다. 다양한 경험과 독서를 통해 휴머니즘을 키워 나가는 것도 큰 의사가 되는데 많은 도움이 될 거예요.

Question 미래를 꿈꾸는 대한민국의 청소년들에게 한 마디 부탁드려요.

대한민국의 미래는 여러분들이 만들어 나가야 합니다. 신나게 뛰어놀고, 하고 싶은 공부를 마음껏 할 수 있는 여유로운 환경을 만들어주지 못해 미안함과 안타까움이 커요. 그래도 주어진 현실에서 최선을 다하길 바라고, 건전한 가치관을 가지고 여러분이 미래의 주인임을 잊지 말길 바랍니다.

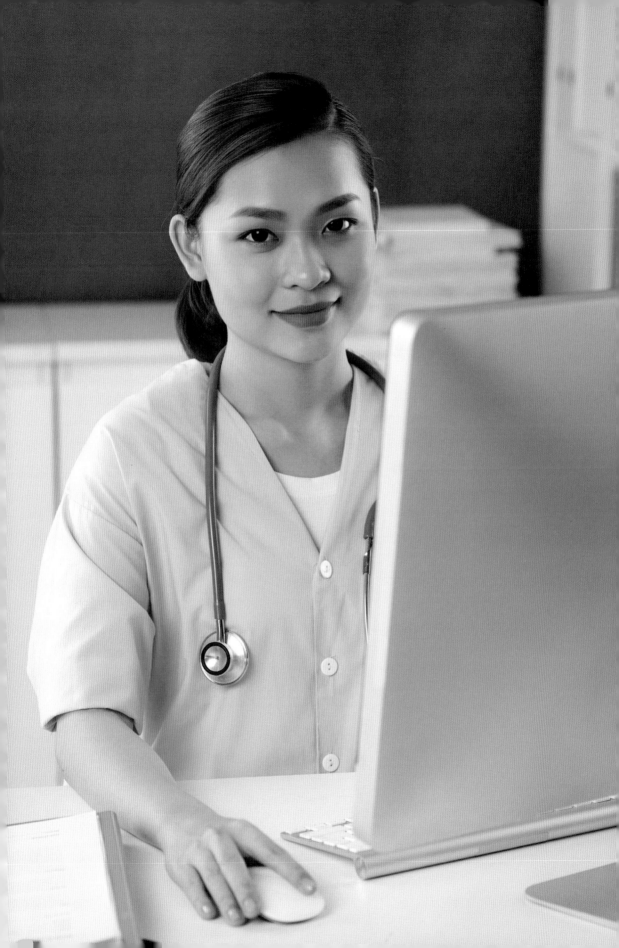

엉뚱하게 모든 무협지를 섭렵하고, 도서관 사서 선생님과 친하게 지낼 정도로 책 읽는 즐거움에 푹 빠져 학창시절을 보냈다. 의대에 진학한 후, 모든 것을 스스로 해결하려 하는 의사가 아니라, 어떤 길이 환자에게 최선을 다하는 방법인지 끊임없이 생각해야 하는 의사가 되어야 한다는 것을 알게 되었고, 생명을 더욱 경하는 의사가 되어야겠다고 생각했다. 성격과 달리 '빨리빨리!'를 외치는 정형외과로 전공을 선택하고 후회를 하기도 했지만, 고통으로 쩔쩔매는 환자를 맨손으로 뚝딱 치료해 줄 때 큰 보람을 느끼는 정형외과 의사가 되었다. 모든 것을 스스로 해결하는 의사보다, 어떤 길이 환자에게 최선을 다하는 방법인지 끊임없이 생각해야 하는 의사가 되고자 다짐하며 오늘도 모든 환자에 최선을 다하고 있다.

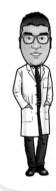

정형외과 의사
서동운

- 현) 두정정형외과 원장
- 전) 양평길병원 정형외과 과장
- 전) 백령병원 정형외과 과장
- 전) 서울아산병원 인턴 및 정형외과 전공의

울산대학교 의과대학 졸업

의사의 스케줄

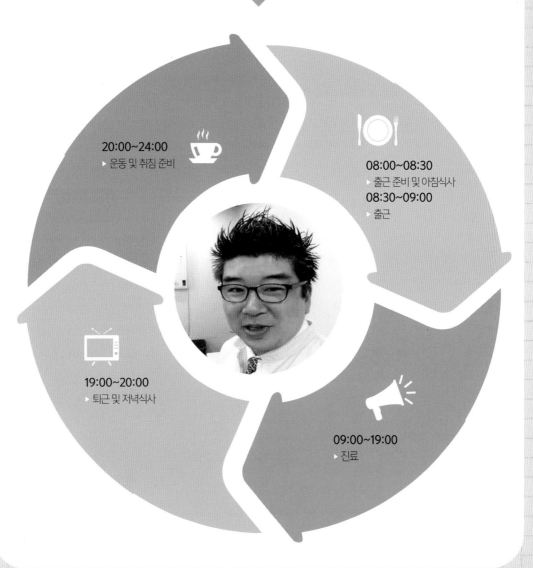

서동운
의사의
하루

20:00~24:00
▸ 운동 및 취침 준비

08:00~08:30
▸ 출근 준비 및 아침식사
08:30~09:00
▸ 출근

19:00~20:00
▸ 퇴근 및 저녁식사

09:00~19:00
▸ 진료

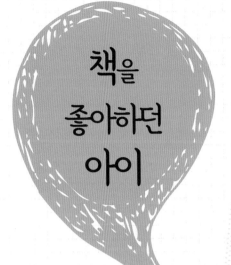

책을
좋아하던
아이

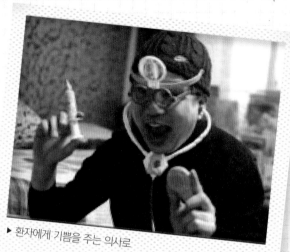

▶ 환자에게 기쁨을 주는 의사로

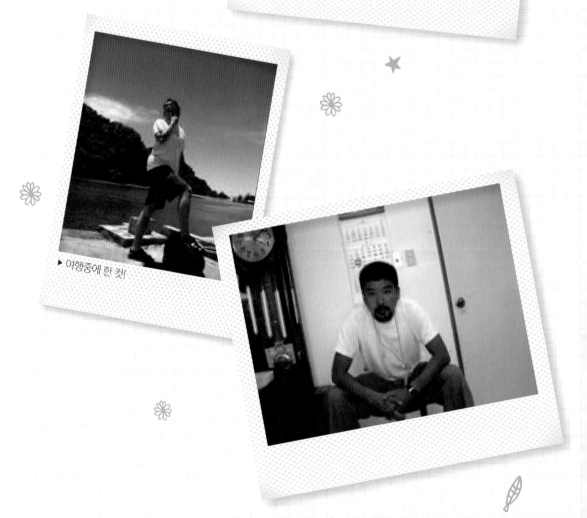

▶ 여행중에 한 컷!

초등학교 시절에는 어떤 학생이었나요?

어려운 집안 형편에 세 명의 동생과 함께 자랐습니다. 부모님은 엄하게 저희를 키우셨고, 저는 맏이 노릇을 하느라 동생들에게 치이곤 했어요. 그런 와중에 부모님께서는 저를 사립 초등학교에 보내셨는데, 부유한 학교 친구들 사이에서 아주 숫기 없이 지냈어요. 좀 존재감 이 떨어지는 조용한 아이였습니다. 그래도 매년 한 반에 두세 명 정도 친구들과 주로 어울려 서 외롭지도, 그렇다고 친구들과 노는 데 많은 시간을 보내지도 않았죠. 달리기를 잘해 육상 대표 선수로 대회에 참가한 적도 있지만, 성적은 늘 하위권을 든든히 받쳐주었답니다. 공부 를 잘 하진 못해도, 도서관 사서 선생님과 친하게 지낼 정도로 책 읽는 즐거움에 푹 빠져, 원 없이 책을 읽었어요.

중학교, 고등학교 시절은 어땠나요?

제가 살던 동네에 신설된 공립중학교에 진학했어요. 지금은 하늘공원이 되었지만, 당시에 는 난지도였던 쓰레기 매립지 인근에서 통학하는 친구들이 상당히 거칠었던 기억이 납니다. 그 친구들과 부대끼는 생활이 시작됐죠. 초등학교 때와 달리 시험 전 벼락치기를 해도 90점 을 간신히 넘기곤 해서, 성적이 상위권으로 오르며 선생님에게도 주목을 받기 시작했어요. 점차 자신감이 생겼죠. 열심히 살아야겠다는 동기 부여가 된 시절이었습니다.

학창시절 가장 감명 깊게 읽은 책은 무엇인지 궁금해요.

초등학교 때 '톰 아저씨의 오두막집'이라는 〈엉클 톰스 캐빈〉을 읽고 막 울었던 기억이 나요. 중학생 시절에는 정비석 작가의 〈초한지〉와 〈삼국지〉로 시작했는데, 엉뚱하게 김용 작가의 무협 소설인 〈영웅문〉으로 옮겨 갔습니다. 같은 출판사의 책이라서 비슷한 내용인 줄 알고 시작했는데, 다르더군요. 무협 소설의 구양진경, 구음진경 같은 무공이 훨씬 흥미로웠죠. 중학교를 졸업할 즈음에는 당시 출간된 김용 작가의 모든 무협지를 다 읽었어요.

Question **의사가 되고 싶다는 생각이 든 건 언제인가요?**

초등학교 때부터 과학에 흥미가 있어서 과학부를 주로 선택했어요. 방학이 되면 서울시에서 운영하는 과학교실 같은 프로그램에도 참여했던 기억이 납니다. 진로를 선택할 즈음에는, 선택지가 두 가지가 있었어요. 아버지가 신학 대학교에서 근무하고 계셔서, 목회자와 의사 중 결정해야 했죠. 어렸을 적부터 경제적으로 힘든 목회자보다는 폼이 나는 의사 쪽으로 자꾸 마음이 기울었는데, 결정적으로 고등학교 3학년 무렵에 성적이 올라 다행히 의대에 진학할 수 있게 되었습니다.

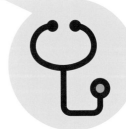

의과대학에 입학하기 위한 노력은 무엇이었나요?

성적을 올리는 게 가장 중요했습니다. 중학교 때까지는 벼락치기만 하다, 고등학생이 되니 성적이 잘 나오지 않았거든요. 고1 때는 4년제 대학에도 못가는 줄 알았습니다. 마침 방학에 친구 어머니께서 친구랑 같이 다니라며 학원에 등록해 주셨어요. 그 당시엔 재학생 사교육이 금지된 시절이었는데, 학원을 두 달 다녀보니 좋은 선생님과의 만남이 학업에 참 중요하다고 생각했어요. 기초 개념이 잡혀서 그 후로는 스스로 공부할 수 있게 되었죠. 혼자서 하는 공부에 한계가 있다면 함께 공부하는 방법도 좋다고 생각해요. 그렇게 조금씩 성적이 올라서 의대에 원서를 냈습니다. 전기에는 떨어지고, 후기에 운이 좋게 진학했죠.

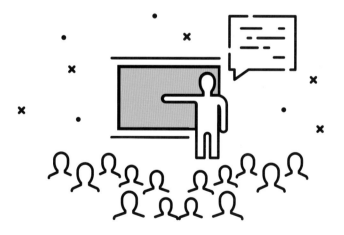

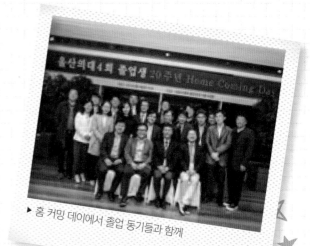

느긋했던 나,
정형외과를
선택하다

▶ 홈 커밍 데이에서 졸업 동기들과 함께

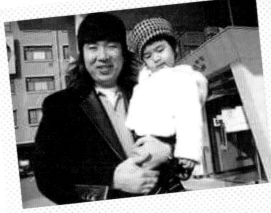

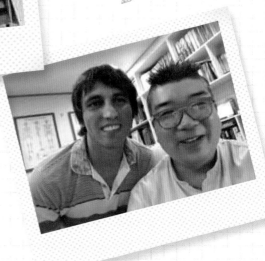

의과대학 시절은 어떻게 보내셨나요?

얌전한 모범생이었던 저는 재수, 삼수를 거치며 좀 놀아본 동기들과 친하게 지내면서 외향적으로 변했어요. 특별한 롤 모델은 없었고, 전형적인 의대생이었죠. 의과대학 공부는 상당히 공부할 양이 많았습니다. 교과서가 한 과목 당 5천 페이지에 달하니 충격이었어요. 그래서 의대생은 핵심만 간략하게 정리한 족보를 많이 보는 편이에요. 족보만 겨우 다 보고 시험에 들어가기도 힘들 정도로 공부량이 많았던 기억이 있습니다.

Question 의과대학에서 배우는 교육 과정을 소개해주세요.

생물, 화학, 물리 등의 기초 과목을 배운 후, 본과에서는 생화학, 미생물학, 해부학, 생리학 등의 기초 과목을 배웁니다. 이어서 내과학, 외과학, 소아과학, 정신과학 등의 임상 수업을 해요. 책으로 2년 동안 배우고 3~4년 차에는 임상 실습을 하죠. 임상 실습을 하는 이 시기가 '앞으로 나는 무엇을 하고 살까?' 고민과 결정을 하게 되는 시기입니다.

Question 의과대학에서 공부하면서 무엇을 가장 중요하게 생각했나요?

의사라는 직업은 할 수 있는 것과 없는 것을 정확히 결정하지 못하면 타인의 건강 혹은 생명을 해칠 수도 있어요. 새롭고 기발한 아이디어가 많이 나올 수도 있지만, 그렇다고 사람에게 시험 삼아 해볼 수 없어서 기본에 충실해야 하죠. 상당히 보수적인 사고와 행동을 하게 되는 직업이기도 합니다.

한밤중에 응급실에 홀로 남아 있을 때, 제 선에서 해결할 수 없는 문제는 상급 의사 선생님에게 보고하고 해결 방안을 찾아야 하죠. 그런데 항상 차근차근 알려주는 선배도 있지만, 화를 내고 윽박지르는 선배도 있어요. 그럴 때 혼나는 것이 무섭거나 싫어서 혼자 무리하면 사고가 일어나게 됩니다. 좋은 의사는 모든 것을 스스로 해결하려 하는 의사가 아니라, 어떤 길이 환자에게 최선을 다하는 방법인지 끊임없이 생각해야 하는 의사예요. 생명에 대한 경외가 매우 중요합니다.

Question 인턴 생활 중 기억에 남는 시기는 언제인가요?

지방으로 파견을 갔을 때가 기억에 남네요. 제가 인턴 생활을 했던 서울아산병원은 아산복지재단이 운영하는 8개 지방병원의 모 병원으로, 많은 병원의 센터 역할을 합니다. 그래서 인턴 기간 12개월 중 3~4개월은 지방 병원으로 파견 근무를 갑니다. 각 지역의 다양한 의과대학생 친구들과 전국을 떠돌게 되어 즐거운 추억들이 많았어요. 저는 다른 친구들의 부탁으로, 원래 기간보다 2개월을 더해 6개월을 울산, 강릉, 보성, 보령 등 지방에서 지냈습니다. 그중 보성에서는 혼자서 한 달을 보냈는데, 아무도 찾지 않던 고요한 녹차 밭과 지역 순회 진료마다 면장님이 사주시던 맛있는 지역 음식도 떠올라요. 같이 일했던 그 지역 병원의 의료진, 직원과 즐거웠던 추억이 떠올라 가끔 지방에 가면 들리기도 합니다.

레지던트 생활이 힘들진 않으셨나요?

수련의는 인턴을 거쳐 전공을 결정한 후, 4년 간의 레지던트 시절을 보냅니다. 첫 일 년은 새로운 환경에 적응이 필요한 상태에서 할 줄 아는 일은 적은데, 해야 하는 업무는 많고, 발표도 많아 굉장히 힘들어요. 과에 따라 다르지만, 레지던트로 새로 들어온 100일 동안은 병원에서 못 나가는 경우가 대부분이죠. 근무 강도와 정신적 피로감이 대단합니다. 저는 3일간 도망간 일도 있습니다. 종종 저처럼 도망가는 이들도 있는데, 대부분 잡혀 와서 벌로 당직을 죽도록 섭니다. 하하.

이렇게 레지던트 생활은 참 가혹한 시기지만, 낮에 수술실이나 병동을 지키고, 밤에 응급실에서 일차 진료를 하는 이때가 가장 중요한 교육 기간 같습니다. 배가 아픈 환자든, 감기에 걸린 환자든, 다쳐서 병원에 온 환자든 일차적으로 본인 선에서 해결하는 방법을 배우죠. 다양한 케이스를 접하고, 무엇을 놓치면 환자에게 위험한지 각인하는 시기예요.

정형외과 의사는 어떤 진료를 하는지 알려주세요.

사람의 몸에서 머리는 안과, 이비인후과, 치과, 성형외과, 정신과, 신경외과, 신경과 등 여러 과가 연관되어 있어요. 머리 아래로는 다 정형외과 범위입니다. (가슴 속은 흉부외과, 뱃속은 일반 외과와 산부인과죠.)

정형외과는 척추 및 사지 부속기관의 질병 외상을 다루는 학문으로, 척추와 팔다리의 외상 퇴행성 질환 및 종양 감염 선천성 기형 등을 해결하는 과목입니다. 해부학이나 칼질에 소질과 조예가 있어야 하고, 3차원 구조적 사고가 뛰어날수록 수술도 잘 할 수 있습니다.

왜 정형외과를 선택하셨나요?

　환자가 아파서 병원을 찾았을 때, 정형외과는 치료 후에 몸의 기능을 되찾게 해주는 역할이 크다고 생각해서 선택했습니다. 성형외과처럼 주목받진 못해도, 아픈 사람에게는 많은 도움을 줄 수 있는 좋은 과라는 생각이 들어요.

　선택한 후에 후회도 많이 했습니다. '빨리빨리!'를 외치는 정형외과 분위기가 조용하고 느긋한 제 성향과 잘 맞지 않아서 힘들었죠. 내과, 일반외과, 흉부외과, 신경외과, 산부인과 등은 급박한 상황에 적절한 처치가 없으면 사망할 가능성이 많은 환자를 보기 때문에 늘 긴장해야 합니다. 긴박하지만 정확해야 하죠. 하지만 정형외과는 좀 다른 의미로 '빨리빨리'를 외칩니다. 정형외과는 일은 많지만, 그 일에 끝이 있는 편이거든요. 일을 다 마치면 자기 시간을 보낼 수 있어서, 신속하게 일을 처리하고 놀고 싶어하는 의사들이 많이 선택하는 편입니다. 윗 년 차 선배들이 항상 저를 보며 느긋한 교수님 같다며 핀잔을 주었던 기억이 나요. 과의 분위기와 개인 성향의 차이를 줄이기 힘들어 끝까지 고생했습니다. 지금 생각해보니, 전 일을 빨리 끝내고서 하고 싶은 게 딱히 없는 재미없는 사람이어서 그랬을 수도 있겠네요. 하하.

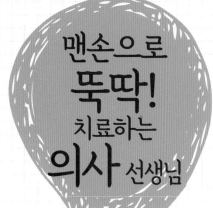

맨손으로
뚝딱!
치료하는
의사 선생님

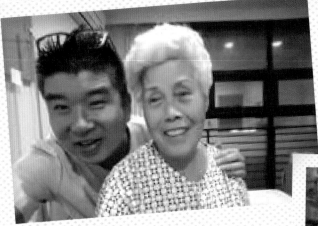

▶ 치료중인 환자와 함께

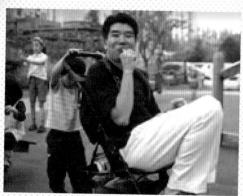

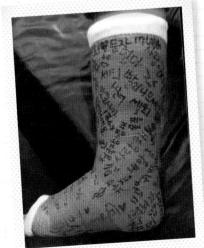

▶ 환자의 깁스에 친구들이 새긴 응원

Question 정형외과 의사로 근무하며 가장 보람을 느낄 때는 언제인가요?

　보통 치료를 할 땐 기구나 도구 등이 필요한데, 탈골의 경우는 맨손으로 뼈를 맞추어 줍니다. 특히 4~5세 어린아이들이 팔꿈치가 탈골되어서 응급실에 자주 오는데요, 고통으로 쩔쩔매는 환자를 맨손으로 뚝딱 치료해 주면 환자의 눈이 동그래질 때 우쭐하기도 하고 정형외과 의사로서 보람을 느끼죠. 사실 조금만 배우면 쉽게 맞추어 줄 수 있어서, 전공의 일 년차 초보도 목에 힘주고 보호자에게 으스댈 수 있답니다.

Question 의사 생활을 하시면서 가장 안타까웠던 적은 언제인가요?

　가장 기억에 남는 환자는 잘 치료된 환자 보다, 잘 치료되지 않은 환자입니다. '뭐가 문제였을까?'를 자꾸 생각하다 보면 각인이 되죠. 특히 소아암 환자들을 볼 때 가장 마음고생을 심하게 했어요. 머리카락이 다 빠진 암 병동의 환자들은 면역력이 아주 약한 상태인데, 초밥이 너무 먹고 싶다는 말에 몰래 사다 줬다가 그다음 날 고열로 고생하는 걸 지켜봐야 했던 일이 있습니다. 그때 '인간적인 친절함이 의사로서 본문을 다하는 데 방해가 될 수도 있구나'라는 생각을 했죠. 아이들의 고통은 정말 가슴이 아픕니다. 지금도 아이들이 고통을 받는 영화는 보기가 힘들어요.

Question 뼈를 튼튼하게 하려면 무엇을 해야 하나요?

뼈의 재료가 되는 칼슘을 섭취해야 합니다. 비타민 C와 단백질도 오히려 더 중요할 수 있는데 단백질 구조에 칼슘을 얹어주는 데에는 비타민 D가 핵심적인 역할을 합니다. 생체에서 비타민 D를 얻으려면 햇빛을 많이 봐야해요. 그리고 뼈에 자극을 주는 활동을 해야 합니다. 근력을 강화하는 줄넘기, 달리기, 철봉, 웨이트, 수영 등의 운동을 권장합니다. 특히 청소년 시기에 한국은 너무 공부 경쟁이 치열해서 몸 관리는 뒷전인데, 꼭 자주 밖에 나가 햇빛을 보고 매일 일정한 거리를 뛰는 운동을 하는 게 평생 쓸 뼈의 양을 결정합니다. 식사는 있는 힘껏 잘 먹고, 잠도 충분히 자야죠. 그리고 유제품을 물처럼 자주 많이 마시면 좋겠네요.

Question 정형외과 의사로서 앞으로 목표가 있다면 무엇인가요?

부러진 뼈에 주사만 놓으면 쓱 붙는 뼈 순간접착제나, 혈관과 신경을 재생시키는 연고를 개발하고 싶습니다. 제 상황에서는 경제적인 이유 등 여러 현실적인 이유 때문에 힘들죠. 재능있는 친구들은 임상 진료도 좋지만 이와 같은 신기술 개발을 한다면 좋겠어요.

Question 정형외과 의사로서 가장 존경하는 롤 모델이 있다면 소개해주세요.

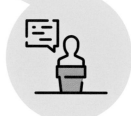

의국 선배로 콜롬비아 의대에 재직 중인 정용정 선배와 여수 애양 병원의 김인권 원장님을 존경합니다. 힘든 상황에서도 역경을 이겨내고 의학적으로도 많은 성취를 이루셨고, 힘든 사람들에게 봉사를 통해 그 필요를 채워 주신 선배님들이에요.

Question 의사가 되고 싶어하는 청소년들에게 조언 부탁드려요.

앞으로는 대부분 의사가 개업하기 보다, 다양한 진로를 선택하는 시기가 올 거예요. 공학, 법학, 경영 등 의사가 필요한 분야가 많이 있습니다. 타 분야로 진출하는 데에도 의학 교육이 큰 자산이 되기 때문에 임상의사 뿐 아니라 다른 꿈을 꾸는 학생들도 의과대학에 많이 진학하기를 기대합니다. 또한, 세계적으로 뛰어난 최상급 의료 수준을 자랑하는 대한민국에서, 세계적인 의료진도 많이 나오기를 기대합니다. 사람에 대한 사랑이 있어야 의사로도 성공할 수 있으니, 스스로 이기적이라고 판단을 하는 사람은 의사보다 경영, 경제 전공이 더 큰 돈을 버는 성공에 가까운 선택이라고 볼 수 있습니다.

Question 미래를 꿈꾸는 대한민국의 청소년들에게 한 말씀 해주세요.

지금 청소년들은 과거보다 경제적으로 더 풍요롭지만, 결코 쉽지 않은 환경을 마주하고 있습니다. 본인이 무엇을 좋아하고 원하는지 빨리 찾을수록 더 일찍 성공에 접근할 수 있어요. 그러나 제한된 시간에 자신의 미래를 결정해야 하는 어려움이 있겠지요. 청소년뿐만 아니라 많은 어른도 스스로 무얼 원하는지 정확히 모른 채 살기도 합니다. 여러분은 방학을 잘 활용해 다양한 인문학적 배움과 경험을 하며 그 길을 찾길 바랍니다. 다양한 사람과도 소통하며 시대가 요구하는 것과, 우리가 사는 세상에서 나의 역할을 깨닫는 것도 큰 도움이 될 것 같아요. 열심히 노는 것도 좋습니다. 그 무엇이든 자신의 분야에서 전문가가 되길 응원합니다.

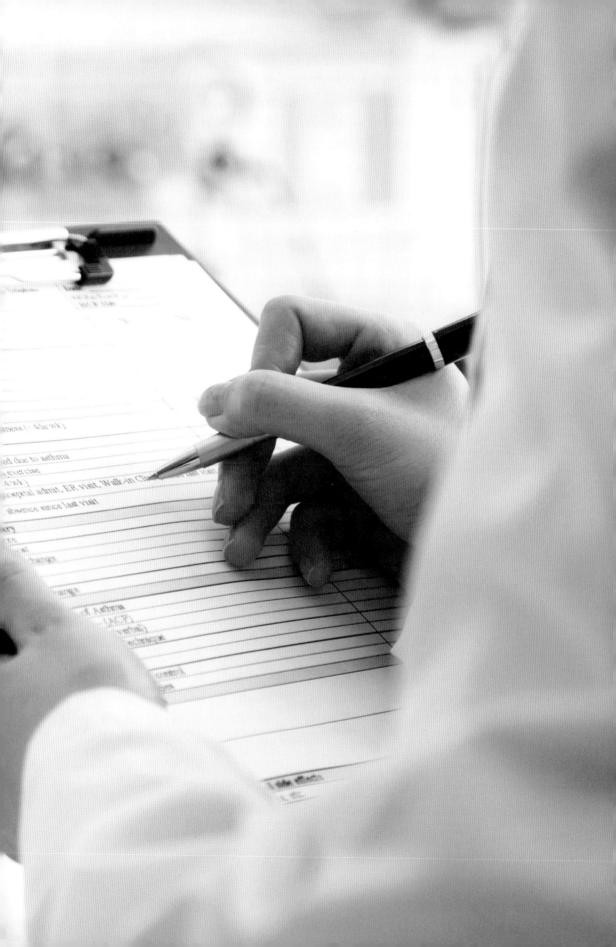

대학교 영문과 교수님이던 아버지의 서재를 동경하며 어린 시절을 보냈다. 커피 몇잔으로 늘 논문이나 책을 쓰시던 아버지를 닮고 싶었다. 건축과에 가고 싶었던 아이는, 〈패치 아담스(Patch Adams)〉라는 영화를 보고 환자를 진정으로 대하는 의사가 되고자 하는 꿈을 꾸게 되었다. 공중보건의 시절부터 뇌졸중, 치매 등 만성 질환을 앓고 있는 환자를 자주 만나며, 자연스레 신경과에 관심이 생겼다. 환자를 치료하는 역할뿐만 아니라, 병에 대해서 환자와 보호자가 제대로 알 수 있도록 하는 안내자의 역할 또한 매우 중요하다는 것을 느끼고, 늘 환자와 동행하고자 하는 신경외과 의사로 살아가고 있다. 환자의 어려움과 고통에 공감며, 이를 환자가 알아줄 때 보람을 느낀다.

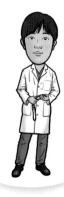

신경외과 의사
강진호

- 현) 라파엘 요양병원 의사
- 효정재활요양병원 의사

중앙대학교 대학원 석사 과정 수료
서울 보훈 병원 신경과 전공의 수료
국립 경찰 병원 수련의 수료
강원대학교 의과대학 졸업

의사의 스케줄

강진호 의사의 하루

21:30~23:30
▶ 가족과의 시간, 휴식
23:30~06:00
▶ 수면

06:00~08:30
▶ 출근 준비 및 아침식사
08:30~09:00
▶ 출근 및 교대 근무 인수인계

18:00~20:00
▶ 퇴근 및 저녁식사
20:00~21:30
▶ 운동

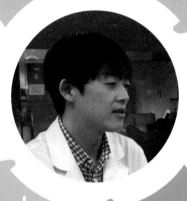

09:00~10:00
▶ 아침 조회, 출동 개시 준비
  (응급 물품, 무전 장비 등 점검)
10:00~12:00
▶ 행정 업무 및 구급 출동 대기

13:00~15:00
▶ 구급 현장 출동
15:00~18:00
▶ 현장 출동 관련 구급 일지
  작성 등

12:00~13:00
▶ 점심 식사

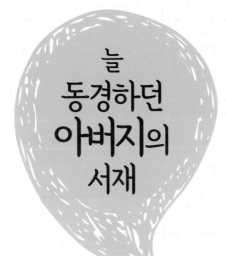

늘 동경하던 아버지의 서재

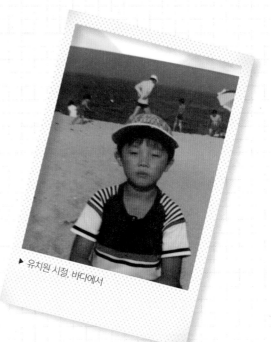

▶ 유치원 시절, 바다에서

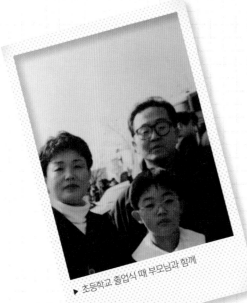

▶ 초등학교 졸업식 때 부모님과 함께

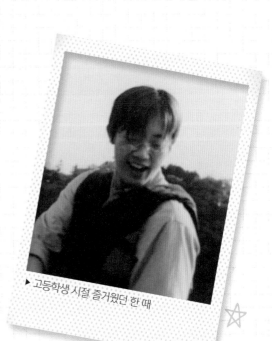

▶ 고등학생 시절 즐거웠던 한 때

초등학교 시절 어떤 학생이었나요?

저학년 때는 조용하고 소극적이었던 학생이었어요. 키와 덩치가 작아 괴롭힘을 당한 적도 있고, 자신감이 떨어지다 보니 공부나 학교 활동에도 적극적이지 못했죠. 하지만 고학년이 되면서 인라인스케이트, 스키와 같은 운동을 접하면서 활발해지고, 적극적인 자세로 학교생활에 임하게 되었어요. 그러다 보니 학업에도 자신감이 생기고 교우 관계도 좋아졌던 기억이 납니다. 친구들과 어울리며 표현하기를 즐겼습니다. 예를 들어, 남들 앞에서 발표하거나, 미술이나 음악 시간 활동이 매우 즐거웠어요.

중고등학교 시절은 어떻게 보내셨나요?

중학교 생활은 사춘기를 겪었던 시기였어요. 학교에서 수업을 받거나 가족들과 시간을 보내는 것보다 친구들과 어울리는 일에 몰두해서 학업에 소홀했죠. 중학교 3학년 땐 같이 어울리던 친구들과 일탈과 방황을 하기도 했어요. 다행히 가족의 관심과 다른 친구들의 도움으로 다시 학업에 열중하고 학교생활을 이어나갔어요. 고등학교 진학 이후엔 저도 다른 학생들 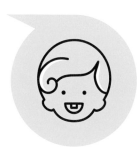 과 마찬가지로 수능까지 지겨운 마라톤을 완주했죠. 좋은 친구들과 선생님의 도움으로 나름 즐겁게 고등학교 시절을 보냈습니다. 물론 그 시절로 다시 돌아가라고 하면 다신 못 할 것 같네요.

고등학교 시절 국어 과목, 특히 문학 분야 공부를 어렵게 느꼈어요. 제 기준으로 작품을 해석하려고 해서 성적이 늘 안 좋았죠. 그래서 국어 교과서에 나오는 문학 작품을 찾아서 읽곤 했는데, 그중 〈서편제〉라는 소설이 가장 기억에 남아요. 예술적 고뇌와 한국 정서가 잘 표현된 작품이죠. 영화로 알게 된 친구들이 많을 텐데, 소설로도 한번 읽어 보시길 추천합니다.

Question 의사가 되고자 결심한 계기가 있나요?

원래는 건축과 진학을 목표로 공부하다가, 〈패치 아담스(Patch Adams)〉라는 영화를 보고 의사의 꿈을 갖게 되었습니다. 물론 막연한 동경이었지만, 실제로 의대에 진학하기 위해 노력하게 된 계기가 됐죠. 로빈 윌리엄스 주연의 영화인데, 의사로서 환자를 어떻게 대해야 옳은 건지 고민하게 되는 내용이에요. 제가 의사가 된 후에도 환자를 대하는 데 지침이 되어 준 영화입니다.

Question 학창 시절 롤 모델은 누구인가요?

제가 가장 동경하던 공간이 아버지의 서재였습니다. 아버지는 대학교 영문과 교수님이셨는데, 논문이나 책을 쓰실 때면 커피 몇 잔과 함께 온종일 서재에서 일어나지 않으셨던 모습이 참 멋있었어요. 전 학창 시절에 두 시간 이상 공부를 하면 어딘가 아팠거든요. 물론 꾀병이었지요. 서재 안 아버지의 뒷모습을 제 롤 모델로 삼고 싶었습니다.

Question 의과대학에 입학하기 위해 어떤 노력을 기울였나요?

의과대학 진학을 위해 필요한 건 성적이었습니다. 성적을 목표로 하는 공부는 언제나 힘들고 지겨운 과정이지만, 그 과정보다 무엇을 위한 노력인지가 중요함을 잊지 않으려 했어요.

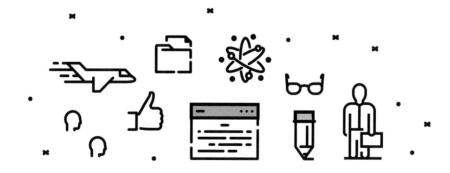

의사는
치료자만큼
중요한
안내자

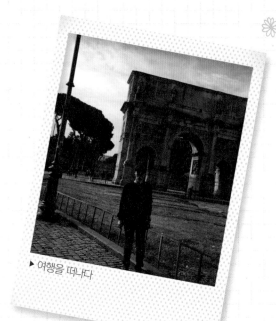
▶ 여행을 떠나다

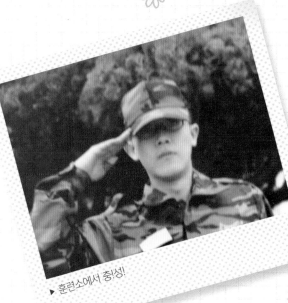
▶ 훈련소에서 충!성!

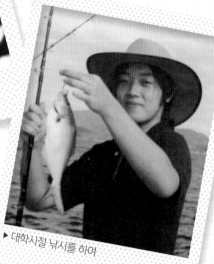
▶ 대학시절 낚시를 하며

의과대학 공부는 어땠나요?

함께 의과대학에 입학한 동기들이 머리도 좋고 공부도 열심히 했습니다. 동기들에게 뒤처지지 않기 위해 노력했는데, 열의를 가지고 적극적이고 능동적인 자세로 학업에 임한 건 아니었어요. 그런 노력에는 한계가 있었죠. 그러다 본과 3학년 때 실제로 환자를 만나 실습을 하게 되면서 많은 것을 깨닫게 되었습니다. 학과 수업을 통해 배운 의학적 지식을 실습 과정을 통해 환자에 적용하며 환자를 대하는 태도나 사명감에 대해 다시 생각하게 되었죠. 의사와 환자의 관계에 대한 정체성이 확립되고, 의사라는 직업에 대한 소명 의식과 사명감을 느끼게 된 시기였습니다. 의대를 입학한 보람을 얻게 되자 자연스레 학과 공부에도 집중하게 되었고, 성취감을 얻게 되었어요. 환자의 질환과 치료에 대한 토론 및 발표 수업이 많아지면서 더욱 흥미를 갖게 되었죠.

의과대학을 다니면서 새롭게 깨달은 점은 무엇인가요?

의학은 사람의 생명을 다루는 학문이기 때문에 의학적 지식이 가장 중요하다고 생각했던 적이 있습니다. 충분한 의학적 지식과 실력만 있으면 훌륭한 의사가 될 거라 믿었지요. 하지만 실제 환자를 보게 되면서 의술은 의학적 지식이 전부가 아님을 알게 되었어요. '라포르(rapport)'는 사람과 사람 사이에 생기는 관계를 말하는 심리학 용어인데, 의학에서는 주로 의사와 환자 사이의 관계를 지칭합니다. 이는 상호의존적이고 상호신뢰에 기초를 두고 있는 관계로 절대 일방적인 소통으론 형성되지 않음을 배운 겁니다. 일방적으로 환자가 의사를 잘 믿고 치료에 순응하도록 하는 것이 아니라, 서로 소통하고 공감대가 생기며 라포르를 형성하는 것이 가장 중요한 의술임을 깨닫게 되었습니다.

Question 공중보건의 생활을 소개해주세요.

공중보건의는 병역 의무 대신 3년 동안 농어촌 등 보건의료 취약지구에서 공중보건 업무에 종사하는 의사를 말합니다. 저는 충청북도 옥천에서 근무했는데, 1년은 보건소, 2년은 보건소보다 규모가 작은 보건지소에서 일했어요. 이곳에서는 일반적인 진료 업무부터 약 처방 및 제조, 예방 접종, 지역 의료 교육 등 다양한 업무를 했죠. 어느 의료 현장보다도 환자와 밀접하게 생활할 수 있던 시간이었습니다. 환자 대부분은 할머니, 할아버지였기 때문에 그분들의 이야기를 많이 들을 수 있었고, 만성질환으로 치료받는 환자들을 진료하면서 그들의 고충과 어려움이 무엇인지 알 수 있었습니다.

Question 인턴 과정에서 가장 기억에 남는 일에 대해 듣고 싶어요.

인턴은 병원 수련의로서 여러 과목의 의과 분과 중 자신의 전공과목을 정하는 준비 과정입니다. 보통 1년의 인턴 수련의 과정 동안 직접 환자를 보고 여러 가지 술기를 익히게 됩니다. 새내기 의사로서 첫발을 딛는 순간으로, 여러 경험을 하게 되지만 사회 초년생이 늘 그렇듯 병원 의국의 막내로 온갖 궂은 일을 도맡아야 하죠. 제일 기억에 남는 일은 처음으로 환자에 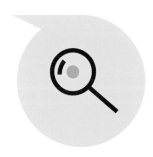 게 처음으로 술기를 하는 일이었어요. 의학에서 술기란 환자에게 시행하는 모든 의학적 행위를 일컫습니다. 도뇨관 삽입이나, 비위관 삽입, 소독, 봉합, 정맥 및 동맥혈 채취부터 진찰, 각종 검사까지 모두 포함하는 개념이에요. 학창 시절 모형을 통한 술기는 습득했지만, 실제 환자에게 처음 시행할 때 긴장감과 부담감은 모든 의사에게 큰 어려움이지요.

요즘 의과대학은 학과 수업으로 여러 의료 시술을 직접 경험하고 평가하는 과정이 잘 되어 있는데, 제가 졸업할 당시만 해도 서브 인턴 시절 말고는 의료 시술을 직접 해 본 적이 많지 않아서 너무 긴장됐어요.

인턴으로서 제 첫 술기는 위장관 출혈을 보이는 환자의 비위관 삽입이었습니다. 비 위장관 삽입술은 일종의 고무관을 코를 통해 위까지 집어넣는 거예요. 위장관 출혈 환자에게 필요한 처치이고, 이를 통해 추가 출혈이 있는지 판단하고 추가적인 처치가 이루어져야 하는데, 처음 해본 술기의 미숙함 때문에 환자분이 무척 괴로워했어요. 고무관에 삽입을 쉽게 하는 젤을 바르는 데 이 젤 때문에 코점막에 자극을 주게 돼서, 삽입이 한 번에 이루어지지 않으면 환자가 고통을 느낄 수 있거든요. 하지만 그 환자 분은 식은땀을 흘리며 애쓰는 저를 격려해 주셨고, 긴장하지 말고 천천히 하라며 오히려 위로해 주셨던 기억이 납니다. 결국에는 동료 인턴들의 도움으로 성공했지만, 환자가 느꼈을 괴로움이 고스란히 저에게 전해졌습니다. 술기로 인해 환자가 고통을 느끼지 않도록 집중하고, 최대한 능숙하게 할 수 있도록 공부하게 되는 계기가 되었죠.

Question 레지던트 과정은 어떻게 보내셨나요?

레지던트는 자신의 전공과목을 결정하고, 환자의 주치의로서 환자의 치료에 관련된 결정과 설명 등 의사 업무를 실질적으로 시작하게 되는 과정입니다. 대부분 4년으로 이루어져 있으며 각 연차 마다 전공과의 여러 분야를 직접 경험하게 되죠. 제 개인적으로는 의사 생활을 하면서 가장 중요한 시기라 생각되는데 이 기간에 의사의 책임과 의무, 사명감이 정립되기 때문이에요.

레지던트 시절 치매 환자들을 치료했던 경험이 기억에 남네요. 일반인들에게 알려진 치매는 대부분 알츠하이머 치매인데, 그 외에 빈도나 유병률은 낮지만 여러 종류의 치매가 있으며 병의 예후와 경과가 다양합니다. 그중에서도 크로이츠펠트-야콥병(CJD)은 진행이 매우 빨라 발병 이후 대개 1년 이내에 사망하는 것으로 알려져 있는데, 이 병을 앓던 환자분의 주치의를 맡았던 경험이 가장 기억에 남습니다. 가벼운 우울증으로 시작된 증상이 5개월 만에 제대로 걷지도 못하게 되고, 기억력과 인지력이 빠른 속도로 감소하는 과정을 지켜보면서 환자에게 해 줄 수 있는 일이 없는 상황이 안타까웠어요. 현대 의학의 무력함을 느꼈고, 신경과 의사로서도 무력감과 상실감에 빠지게 되는 순간이었죠. 보호자와 면담하는 일이 너무도 어렵게만 느껴졌는데, 당시 교수님께서 저의 이런 모습을 보고 동행해서 환자, 보호자에게 설명해 주셨던 기억이 잊히지 않습니다. 의사의 역할은 환자를 치료해서 병을 낫게 하는 일 뿐만 아니라, 병에 대해서 환자와 보호자가 제대로 알 수 있도록 하고, 받아들일 수 있는 준비를 하게 해주는 안내자의 역할 또한 매우 중요함을 알게 되는 계기가 되었죠.

Question 신경과 의사는 어떤 진료를 하는지 알려주세요.

　　신경과는 전체 신경계와 관련된 모든 기질적인 질병을 다루는 과입니다. 근신경계질환, 뇌혈관 질환, 유전성 신경 질환, 척수 질환, 파킨슨병, 통증, 이상 운동 질환, 치매, 뇌전증 등의 질병들이 이에 해당하죠. 신경과 질병의 진단을 위한 가장 기본적인 검사는 신경학적 검사 및 뇌 기능 검사, 뇌 영상 검사가 있습니다. 여러 신경 검사와 보조검사를 통해 장애의 부위, 정도, 원인을 결정하여 질환을 진단해요. 신경과 질환의 치료는 질병에 대해 약물을 투약하거나, 때에 따라서는 뇌 영상 보조를 통한 술기 등을 통해 이루어져요. 신경과 질환은 예방 및 재발의 방지가 특히 중요하기 때문에 지속적인 약물 투약 및 생활 습관 교정 등의 보조적인 치료 관리 또한 이루어져야 합니다.

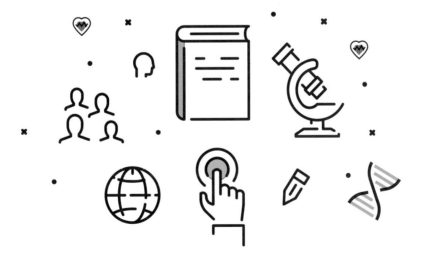

Question 신경과 의사를 선택하게 된 이유가 궁금합니다.

모든 신경과 질환이 그렇지는 않지만, 대부분이 퇴행성 질환으로 고령 환자가 많습니다. 소아 환자를 돌보거나 고령 환자를 대하는 어려운 일이지만, 공중보건의 시절부터 뇌졸중, 치매 등 만성 질환을 앓고 있는 환자를 자주 접하면서 자연스레 신경과에 대한 관심이 높아져 전공 분야로 선택하게 되었습니다.

환자에 대한
연민과 **애정**,
그리고 **헌신**

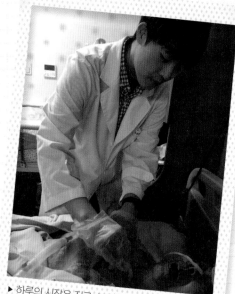
▶ 하루의 시작은 진료 스케줄 확인부터

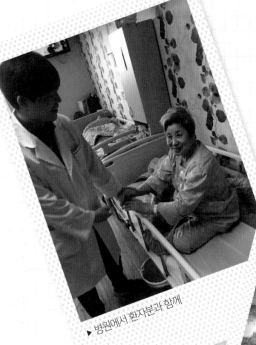
▶ 병원에서 환자분과 함께

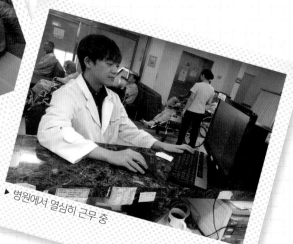
▶ 병원에서 열심히 근무 중

신경과 의사로 근무하며 가장 보람을 느낄
때는 언제인가요?

　환자분의 손을 잡으면 환자분들이 미소로 화답해 줄 때가 바로 그 순간입니다. 모든 의사가 그렇겠지만 질병을 치료해서 환자의 고통과 불편을 덜어주었을 때 가장 큰 보람이 있죠. 하지만 신경과 질환의 대부분이 호전이 느리고 후유증이 남기 때문에 어려움이 많아요. 이런 환자들에게 질병의 경과와 상태에 대해 제대로 설명해 주고, 그들의 어려움에 공감할 때, 또 이를 환자가 알아줄 때 보람을 느낍니다.

　예를 들면, 루게릭병은 운동신경세포만 선택적으로 사멸해 서서히 온 몸의 근육이 위축되고 결국 호흡근 마비로 수년 내에 사망에 이르게 되는 치명적인 질환이에요. 신경과에서 다루는 질환 중에 가장 치명적인 병 중 하나로, 호전을 기대하기 어렵고 밝혀진 치료 방법이 거의 없는 질환이죠. 이런 질환을 진단하고 환자에게 설명하는 일은 내과 혹은 종양과 의사들이 환자에게 암을 진단하는 일보다 더 어렵고 환자에게 절망적인 상황일 수 있어요. 환자와 가족에게 단순히 병을 진단하고 질병의 경과만 설명해 주는 일에 그치지 않아야 합니다. 환자의 개인적인 사정과 그들이 느낄 고통에 대해 공감하고, 어려움을 최소화할 수 있는 방법을 같이 고민해주는 일이 진정한 의사의 의무라고 생각해요.

의사 생활을 하시면서 가장 안타까워
가슴 아팠던 일은 없었나요?

　제가 주치의를 담당했던 환자가 사망하거나 극심한 후유증을 앓게 될 때 마음이 아파요. 하지만 더 안타까웠던 때는 힘든 병원 생활에 지쳐 환자와 보호자의 아픔을 대수롭지 않게 생각하게 된 자신의 모습을 본 순간이 아니었을까 생각합니다.

Question ## 의사 직업을 꿈꾸는 청소년들이 가져야 할 덕목이 있다면 무엇일까요?

의사라는 직업은 인간의 생명을 다루는 일이기에 많은 부분의 노력을 필요로 하는 직업입니다. 지식을 습득하기 위한 부지런함과 성실성, 생명의 존엄성과 가치를 실현하기 위한 도덕성 등 사회에서 요구하는 덕목과 기대치가 높고 까다로운 것이 사실이죠. 오모다카 교수는 모든 의사가 갖추어야 할 덕목으로 의학(medical knowledge), 의술(medical technique), 의철학(medical philosophy)을 들고 다음과 같이 강조했습니다.

"의학이란 인간을 대상으로 하는 것이므로 본질적으로 도덕적 성격을 갖는다. 의학이란 의학 이론으로서의 의학과 과학적 기술로서의 의술, 도덕적 실천으로서의 의료윤리와 의철학으로 성립되는데, 그 어느 것도 소홀히 하거나 제외할 수 없는 것이다. 먼저 의학과 의술이 있고 그다음에 의료윤리와 의철학이 필요하다고 생각하지만, 의료윤리와 의철학이 없는 의료는 진정한 의료가 아니다."

의료인, 특히 의사가 되고자 하는 청소년이라면 이 덕목에 대해 진지하게 고민하고 실천하는 자세를 가졌으면 합니다.

Question ## 청소년 시기에 건강을 관리하는 비법을 소개해주세요.

청소년 시기의 건강은 식이, 운동, 습관 등 모든 것에 영향을 받죠. 그중에서도 특히 수면이 큰 영향을 미칠 것으로 생각합니다. 청소년기의 적정 수면 시간은 8시간에서 10시간이랍니다. 수면 부족은 정상적인 호르몬 분비를 방해해서 충분한 신체 성장을 어렵게 하거나, 비만의 원인이 되는 등 건강에 영향을 줍니다. 수면의 양뿐만 아니라 질적 측면에서도 건강한 수면 유지를 하기 위한 노력이 필요해요.

의사로서 가장 존경하는 롤 모델이 있다면 소개해주세요.

'무도병'이라 불리는 '헌팅턴병'을 처음으로 발견하여 보고한 미국 의사 '조지 헌팅턴'을 아시나요? 롱아일랜드에 거주했던 그는 의사였던 아버지를 따라 왕진을 다닐 때, 의지와 상관없이 마치 춤추듯 움직이며 인격장애, 치매를 동반하는 심각한 질병을 앓는 환자를 처음 접합니다. 의사가 된 그는 환자의 가계도를 역추적해 병의 원인이 유전에 의한 병임을 증명하여 1872년, 유전성 무도병에 관한 논문을 발표하죠. 끊임없는 탐구심 그리고 환자에 대한 연민과 애정으로 연구를 완성했을 뿐만 아니라, 평생 헌팅턴병을 앓는 환자들을 돌보고 치료하는 데 노력했던 그를 신경과 의사로서 가장 존경하는 롤 모델로 삼고 싶습니다.

Question **앞으로 이루고 싶은 목표는 무엇인가요?**

현재 요양 병원에 근무하는 의사로서 치매 및 뇌졸중과 같은 신경과 질환에 대한 교육을 준비하고 있습니다. 더욱 많은 사람들에게 질환에 대한 올바른 지식과 이를 예방하는 방법, 대처법 등을 교육하고 지역 사회, 더 나아가서 국민 의료에 도움이 되었으면 합니다.

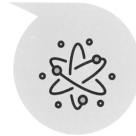

　요즘 시대의 청소년들은 중고등학교 과정을 경쟁하는 시기로 생각하는 경향이 있는 것 같아요. 경쟁을 유도하는 현대 사회가 그렇게 만든 것이겠지요. 하지만 '어떤 노력을 하는가?' 보다 더 중요한 건 '어떤 꿈을 꾸고, 어떤 희망을 품었는가?'에요. 특히 청소년은 이런 질문을 하기에 더욱 중요한 때라고 생각합니다. 자신의 미래가 열려있음을 알고, 여러 경험을 통해 관심 있는 분야에 그 노력을 투자하시길 바랍니다.

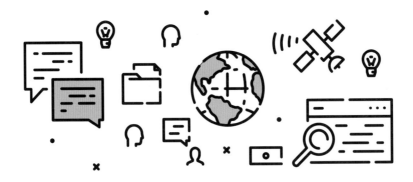

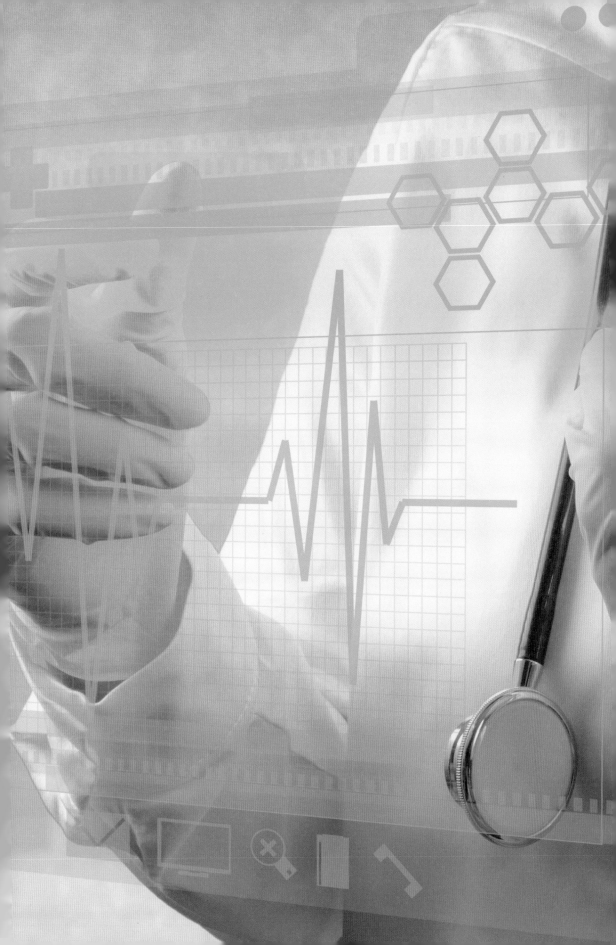

하버드 의대생들의 이야기를 그린 에릭 시걸의 〈닥터스〉라는 책을 읽으며 의사라는 직업에 대해 동경하게 되었다. 그후, 허준 같은 훌륭한 한의사가 되어 많은 환자를 돌보고, 그의 스승인 유의태 선생님처럼 굳은 의지와 신념을 가진 삶의 자세를 닮고 싶어 한의과 대학에 진학했다. 공부에 지쳐있을 때마다 어머니께서는 조금만 더 열심히 하면 틀림없이 훌륭한 한의사가 될 거라며 끊임없이 격려해 주셨다. 치료한 환자가 다 나아 고맙다고 전할 때, 보람을 느낄 뿐만 아니라 직업에 대한 사명감도 투철해진다. 스포츠팀 주치의로서, 운동하는 청소년들이 건강한 성인 선수가 될 수 있도록 보살피는 데도 관심이 있다. 동양의학이자 민족의학으로서, 몸 전체를 살피고 필요한 부분을 세밀하게 치료하는 한의학을 앞으로 세계화, 과학화하는 데 힘을 보태고 싶다.

한의사
김용

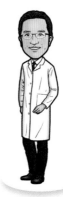

- 현) 한방재활의학과 전문의
- 현) 한국대학 배구 연맹 부회장
- 전) 강남구 한의사협회 이사

경희대학교 한의학 박사
연세대학교 보건대학원 최고과정 수료
대한스포츠한의학회 팀닥터 과정 수료

의사의 스케줄

김용
의사의
하루

20:00~22:00
▸ 운동 및 가족과의 시간, 휴식
22:00~06:00
▸ 수면

NEWS

06:00~07:10
▸ 신문 읽기 및 아침식사
07:10~08:00
▸ 출근

18:00~19:00
▸ 퇴근
19:00~20:00
▸ 저녁식사

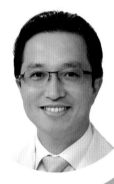

08:00~8:30
▸ 진료실에서 책 읽기,
  영어 회화 등 개인 시간
08:30~9:00
▸ 업무 보고,
  오전 회의 및 병원 회진

14:00~17:00
▸ 오후 진료
17:00~18:00
▸ 오후 회의 및 병원 회진

09:00~13:00
▸ 오전 진료
13:00~14:00
▸ 점심식사

유의태
선생님의
삶을
닮고 싶은
마음

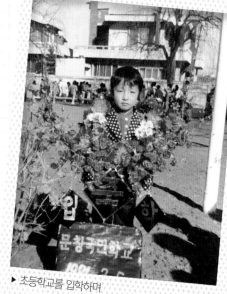
▶ 초등학교를 입학하며

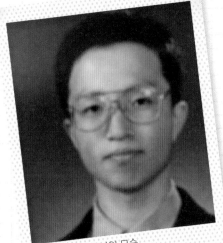
▶ 고등학교 시절 나의 모습

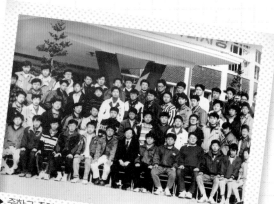
▶ 중학교 졸업 사진

저는 대전에서 태어났습니다. 키 순서대로 서면 앞에서 더 가까운 작은 키에, 수줍음 많고 내성적인 아이였어요. 부모님 말씀보다 선생님 말씀을 우선으로 생각할 정도로 모범적인 학교생활을 했죠. 여자아이들 앞에서는 말을 잘 못 했지만, 초등학교 5학년 때 연극을 하며 여자아이들과 자연스럽게 대화를 하게 되었고 좀 더 외향적인 성격으로 바뀌게 되었어요. 임금 역할을 맡았는데, 그때 연극에 흥미를 느꼈지요. 친구들과의 의리를 중요하게 생각해서 공부나 운동을 할 때, 영화를 볼 때 항상 친구와 같이하기를 좋아했어요. 축구와 농구를 자주 했는데, 잘하는 편은 아니었지만 누구보다 열심히 뛰어다니며 땀 흘리는 것을 즐겼습니다.

중학생 때는 수학 공부를 열심히 했던 기억이 납니다. 전학 온 친구가 어려운 수학 문제집을 풀고 있었는데, 그 문제를 같이 풀며 수학에 흥미를 느꼈어요. 그 당시 '최고 수학'이라는 문제집에 있는 어려운 문제를 푸는 데 성취감을 맛보았죠. 그 성취감이 좋아서 영어나 국어보다는 수학에 많은 시간을 할애해 공부했습니다. 한 가지에 꽂히면 파고드는 편이어서,

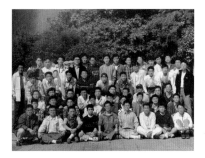

▲ 고등학교 시절, 제주도로 떠난 졸업 여행

고등학교 때에도 여전히 수학을 재미있어했죠. 여전히 키가 작은 편이었지만, 덩치가 크고 키가 큰 친구들과 함께 잘 어울렸고, 장난기도 많은 편이었습니다. 얼마 전 고등학교 때 어울렸던 친구를 의사와 환자로 만나기도 했어요. 무척이나 반가웠습니다.

Question 학창시절 읽었던 책 중 기억에 남는 책이 있다면 소개해주세요.

에릭 시걸의 〈닥터스〉라는 책이었습니다. 하버드 의대생들이 힘들지만 열정적으로 공부하는 모습, 그들의 사랑과 우정에 대한 이야기를 읽으며 의사라는 직업에 대해 동경하게 되었어요. 이 책은 의사들의 이야기를 다룬 한국과 미국 드라마의 원전과 같은 책이 아닐까 하는 생각이 드네요. 그리고, 〈허준〉이라는 소설을 좋아했습니다. 이 소설은 드라마로도 제작이 됐었는데, 허준 이야기를 모르는 사람이 없을 정도로 유명하지요. 이 소설을 읽으면서 특히 허준의 스승인 '유의태'에게 감명을 받았습니다. 유의태 선생님은 제자가 공부할 수 있도록 기꺼이 자신의 몸을 내어주는 살신성인 정신과, 모든 백성과 환자를 불쌍히 여기는 측은지심을 제게 가르쳐주신 분이에요. 의사로서, 그리고 스승으로서 보이지 않는 곳에서 열심히 노력하셨고, 굳은 의지와 신념을 가지고 한평생 살아가는 모습을 보며 저도 그분의 삶을 닮아 멋지게 살아보고 싶다는 생각을 하게 되었습니다.

Question 언제부터 한의사를 꿈꾸게 되었나요?

초등학교 때의 꿈은 과학자였어요. 훌륭한 과학자가 되어 로봇을 만들고 위대한 발명을 하고 싶었죠. 그러다가 고등학생이 되었을 때 '허준' 이야기를 그린 소설과 드라마를 보면서 한의학에 대한 관심이 생겼고, 허준과 같은 훌륭한 한의사가 되고 싶다는 생각이 들었어요. 그때부터 구체적으로 제 미래를 설계하게 되었습니다. 한의사가 되어 많은 환자를 돌보고 그 후에는 유의태 선생님처럼 훌륭한 스승이 되어야겠다고 결심했죠. 또 한 가지 이유는 의사를 꿈꾸는 사람이라면 한 번쯤 생각해 봤을 듯한 이유인데요, 제 가족과 가까운 이웃의 주치의가 되어보고 싶다는 생각이 한의사를 꿈꾸게 하는 원동력이 되었습니다. 나라와 모든 국민의 건강을 생각하는 큰 의사도 멋있지만, 가족과 이웃의 주치의가 되고자 하는 작지만 의미 있는 의사도 멋지다고 생각했지요.

한의과 대학에 입학하기 위해 어떤 노력을 기울였나요?

한의과 대학에 입학하기 위해서 특별하게 노력을 할 만한 것은 없었습니다. 그저 공부를 열심히 할 뿐이었죠. 한의과 대학에 입학하기 위해서는 이과를 선택해야 하고, 수학 과목 점수가 좋아야 유리했습니다. 다행히 저는 수학을 좋아했고, 수학만큼은 누구에게도 뒤지지 않으려고 노력을 했던 것이 한의과 대학에 입학하는 데 도움이 되었어요. 어머니와 함께 전국에 있는 한의과 대학에 대한 정보도 열심히 찾아보았습니다. 그 당시에는 지금처럼 스마트폰이나 인터넷으로 정보를 쉽게 얻을 수 없었기 때문에, 각종 책이나 선배들의 이야기를 통해 정보를 얻었고, 그 정보력은 입학에 영향을 주었죠.

한의사가 되는데 가족의 응원이 도움이 되었나요?

제가 한의사가 되는 데 가장 큰 영향력을 주신 분은 바로 어머니라고 자신 있게 말할 수 있습니다. 항상 힘이 되어주시고, 때로는 질책해주셨던 분이 바로 어머니예요. 힘든 가정 생활 속에서도 열심히 살아가는 어머니의 모습을 보면서, 어머니를 잘 보살펴드려야겠다는 생각을 가지게 되었죠. 평소에 어머니께서 제게 '네가 의사나 한의사가 되었으면 좋겠구나'라고 자주 말씀하셨는데, 그 말씀이 꿈을 키워가는 데 큰 역할을 했어요. 어머니는 학업에 열중한 저를 대신해서 한의과 대학에 대한 정보를 계속 알아봐 주셨고, 공부에 지쳐있을 때마다 조금만 더 열심히 하면 훌륭한 한의사가 될 거라고 끊임없이 격려해 주셨습니다.

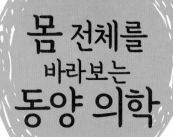

몸 전체를
바라보는
동양 의학

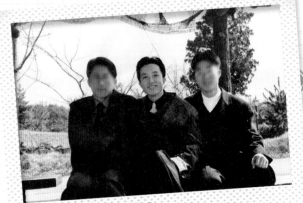

▶ 대학 교정에서 동기들과 함께

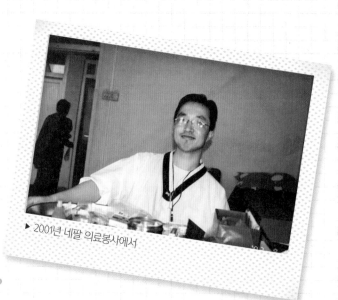

▶ 2001년 네팔 의료봉사에서

한의과 대학 시절 어떤 학생이었나요?

대학 시절, 내성적인 성격을 바꾸려고 노력했어요. 외향적인 사람으로 보이고 싶어서 과할 정도로 적극적인 활동을 하기도 했죠. 같은 과 동료나 선배보다는 다른 과 학생들과 대화를 많이 했고, 다양한 경험을 쌓기 위해 이것저것 시도해보기도 했어요. 첫 번째는 의료봉사 동아리에서 방학 때 여러 교수님, 선배들과 함께 의료봉사를 다니곤 했습니다. 성당에서 운영하는 요양원에 가서 어르신에게 침을 놓아드리기도 하고, 집을 수리하거나 청소하는 봉사도 했어요. 두 번째는 응원단이었습니다. 그 당시 유명했던 가수 '투투'나 '터보'의 춤을 커버 댄스로 배웠던 기억이 나네요. 각종 행사나 체육 대회 때 응원 단장이 되어 앞에서 응원하고 춤을 추기도 했어요. 이 동아리 활동을 통해 학과 공부를 하다가 지칠 때 스트레스도 풀고, 일탈도 할 수 있었습니다. 제가 추는 춤으로 동료들이 즐거워하는 모습을 보는 것은 대학 생활의 작은 기쁨이기도 했죠. 다양한 사람을 만난 경험은 환자를 대하는 데에도 도움도 되었습니다. 다른 직업들도 그렇지만, 사회인이 되면 시간적, 정신적 여유가 부족하답니다. 여러분은 어떤 직업을 꿈꾸든 대학 시절에 학과 공부와 더불어 다양한 체험을 하라고 권하고 싶네요.

한의사는 어떤 진료를 하는지 알려주세요.

한의사는 한약을 조제하고, 침과 뜸, 부항 등을 이용해 각종 치료 활동을 하는 의사입니다. 침은 약침(한약으로 몸에 놓을 수 있게 만든 침)과 봉침(벌의 독을 이용하여 만든 침)이 주로 쓰입니다. 사상체질을 감별하기도 하고요. 저의 경우는 추나 치료를 전문으로 하고 있어요. 추나 치료는 일정한 기구를 이용하거나 침대 등을 이용해서, 한의사가 직접 몸을 밀고 당겨 틀어진 상태의 몸을 맞추거나 전반적인 균형을 잡아주는 치료랍니다. 또한, 한의학도 시대가 바뀌면서 점점 치료 방법과 그 분야가 늘어나고 있어요. 진료 분야도 내과(간, 심, 비 폐, 신)진료, 부인과, 소아청소년과, 안이비인후과(눈, 코, 귀, 인후, 입 등 관련), 한방재활의학과(근골격계 질환, 비

^{만 등 관련)}, 한방신경정신의학과 등으로 세분되었죠. 요즘은 피부, 성형까지 그 분야가 넓어지고 있습니다.

Question 한의학을 공부하면서 혹은 진료를 하면서 난관에 부딪힌 경험이 있나요?

양의학에서 불리는 병명과 질병 등에 대해 공부하다가, 한의학에서 다루는 병에 눈을 뜨기까지 오래 걸린 것 같습니다. 현재도 계속 공부 중이라고 생각해요. 환자에게 기와 혈의 순환에 대해서나 음양의 조화에 관해서 설명하려고 할 때 소통이 잘 안 되어 힘든 경우가 있습니다. 아직 한의학에 대해 미신이라고 생각하거나 비과학적인 치료라고 말하는 분도 있어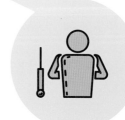요. 하지만 현재는 양의학에서 오히려 침이나 한약에 대해서 연구하고 발전시키는 경우와 사례가 자주 있습니다. 한의학에 대한 오해는 양의학과 한의학에서 사용하는 용어가 다르고, 서로 소통이 부족해서 생기는 경우가 많다는 생각이 듭니다. 그래서 환자들과 더욱 친근하게 소통을 하는 방법에 대해 더욱 연구하고 고민해야 이러한 오해를 줄일 수 있다는 것을 깨닫게 되었어요.

Question 한의학은 어떤 방법으로 접근해야 하나요?

한의학은 동양의학이자 민족의학입니다. 따라서 서양철학뿐만 아니라 동양철학에 관심을 가지고 좀 더 폭넓은 공부를 하라고 권하고 싶네요. 서양 과학은 원인과 사고가 미세학적이고 현미경적인 접근입니다. 세부적으로 자세히 관찰하면서 원인을 규명하고 사고하는 접근법이에요. 동양 과학과 철학은 세부적인 접근법보다는 '인체는 소우주다'라는 관점으로 전체적인 상태부터 접근하지요. 한의학을 하기 위해서는 서양철학이나 과학적인 접근법만으로는 어렵고, 동양적인 사고나 철학 과학이 바탕이 되어야 접근하기 쉽습니다.

Question 한의사로 근무하며 가장 보람을 느낄 때는 언제인가요?

환자분이 다 나아서 고맙다고 인사해주실 때입니다. 몇 년을 통증으로 고생하다가, 치료를 받고 일상생활과 운동을 할 수 있다고 하면서 고맙다고 하실 때, 병이 다 나았다고 하면서 손수 기른 채소를 가져오실 때, 다음에 가족들을 모시고 올 때면 보람뿐만 아니라 직업에 대한 사명감도 투철해지곤 합니다.

그중에서도 특히 기억에 남는 환자가 있는데, 제가 강남에서 근무하고 있을 때 척추측만증으로 병원에 온 여학생이 있었습니다. S자로 휜 것이 눈에 보일 정도였어요. 병원에서는 수술해야 한다고 권했지만, 환자와 보호자의 의지가 강해서 저와 함께 수년을 치료하면서 관리했죠. 학교에 다니면서 치료하고, 운동도 하고, 나중에는 치료를 위해 가까운 곳에 이사까지 와서 열심히 했어요. 나중에 건강한 성인이 되어서 예쁘게 화장도 하고 대학 생활을 하는 모습에서 무척이나 보람을 느꼈습니다.

2000년대 초 네팔로 의료봉사를 갔을 때도 기억납니다. 소아마비로 손발이 굳어서 10년 이상 손을 펴지 못하는 소년이 있었어요. 침을 놓아 그 손을 펴 주었을 때 소년의 어머니가 눈물을 흘리며 고맙다고 하셨어요. 그 어머니의 진심 어린 인사는 가끔 힘들고 지칠 때, 지금의 삶에 안주하려고 할 때, 초심을 잃지 않도록 해주는 소중한 기억입니다.

한의사 생활을 하시면서 가장 안타까워
가슴 아팠던 일은 없었나요?

네팔에 갔을 때 에베레스트산을 올라가면서 의료봉사를 했어요. 우리 팀이 에베레스트
산으로 의료봉사를 간 최초의 한의사들이었다고 합니다. 의료의 혜택을 받지 못하는 지역
주민들을 위해 침 치료와 한약 처방을 하게 되었지요. 그곳에 목에 염증이 있어서 부어 있
는 아이가 있었습니다. 하루를 꼬박 걸어가야 우리나라 보건소 정도의 진료소가 나오는데,
거기서 붙여 준 파스가 아까워서 한 달 정도 붙이고 있다고 했습니다. 시간과 여건상 다른
검사를 하지 못하고 치료도 제대로 해주지 못했는데, 지금 생각해도 너무도 안타깝습니다.

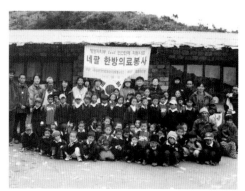 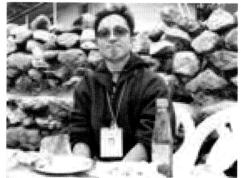

▲ 2001년 네팔로 떠난 대한한방해외 의료봉사단

한의사가 되고자 하는 청소년들이 준비해야
할 것은 무엇인지 소개해주세요.

동양철학과 의학을 공부할 마음가짐, 남을 배려하는 마음의 준비가 있으면 한의사가 될
수 있는 충분한 자질이 있습니다. '한의사를 하면 멋질 거야' 혹은 '의사라는 직업은 힘들
겠지?'라는 막연한 생각에 치우치지는 마세요. 평생 천직이라고 생각하고, 환자뿐 아니라

그 가족까지 생각하는 마음을 가진다면 훌륭한 한의사가 될 거예요. 환자를 치료하는 것만이 아니라 한의사로서 공부나 연구를 하더라도 말이에요. 또한, 한의사가 되어 남을 위해 살아가려면 본인도 건강해야 합니다. 규칙적으로 운동하고 자신을 튼튼하게 만드는 자기 관리가 필요하죠.

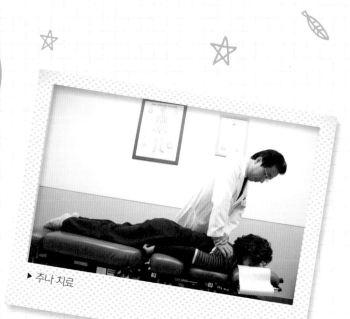

한의학의
과학화를
바라보다

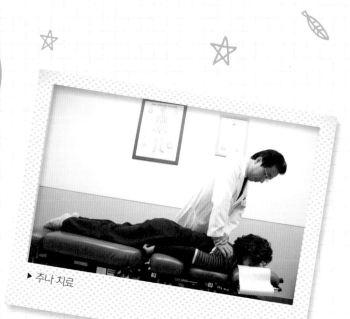
▶ 추나 치료

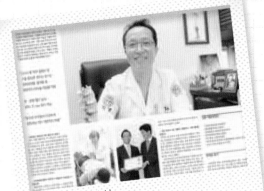
▶ 신문에 소개된 소식

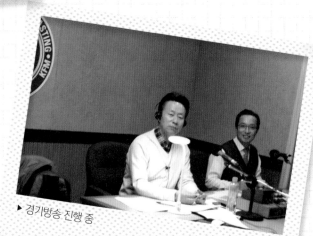
▶ 경기방송 진행 중

최근에 가장 관심을 두고 있는 분야는 무엇인가요?

한의학이라고 하면 침만 놓고 약 달이는 일로만 생각하는 경우가 많습니다. 저는 한의학과 의학 기기를 접목 해서 제4혁명이라고 부르는 한의학의 과학화에 힘쓰고 싶어요. 좀 더 객관적이고, 현대 사회와 소통을 할 수 있는 한의학적 진단 기기를 개발하는 등에 관심이 있답니다. 사람 몸을 스캔해서 어느 부분이 문제가 있는지 금방 알 수 있는 SF 영화 속 기계처럼, 한의학적으로도 진단할 수 있도록 하고, 침이나 약침, 한약이 몸에 어떻게 작용하는지 확인하고 싶어요. 가까운 미래에 이런 기술이 발전해서 현실화되었으면 하는 바람입니다. 한약재를 이용한 신약 개발도 점차 늘고 있습니다. 현재 제약회사나 대학, 연구기관 등을 통해 한약이나 한약재를 이용해 만든 신바로캡슐, 조인스정 등과 같은 천연물 신약이 개발되어서 사용되고 있죠. 한약뿐만 아니라 침 치료 등도 현대의 의학 기기와 접목해 치료의 효능을 좀 더 높여가고 있어요. 신바로라는 약침의 경우, 통증뿐 아니라 신경 재생 등에도 도움을 준다는 연구가 있어 현재 임상에서 사용되고 있습니다.

Question **스포츠팀 주치의로서 어떤 일을 하시는 지도 궁금합니다.**

골프 선수, 농구 선수, 야구 선수, 배구 선수 등 운동 종목의 특징에 따라서 부상의 위치와 부상의 정도가 다릅니다. 또한, 운동선수가 빨리 경기에 복귀할 수 있도록 빠른 치료와 재활이 중요하죠. 선수 개인의 특성에 따라서 침 치료, 추나 치료, 약침, 한약 등의 치료를 병행해 빠른 복귀를 목표로 치료를 하고 있습니다.

스포츠팀 선수를 담당하다 보니, 운동하는 청소년 육성에도 큰 관심이 있어요. 어른이나 프로 선수는 스스로 몸 관리를 잘 하는데, 청소년은 어떻게 몸을 관리해야 하는지 모르거나 시간 및 금전적인 여유가 없어서 힘들어하는 꿈나무들이 많아요. 좋은 성적뿐 아니라 건강하고 훌륭한 성인 운동선수가 되기 위해 운동하는 청소년들을 보살피고 관리해주고 싶습니다.

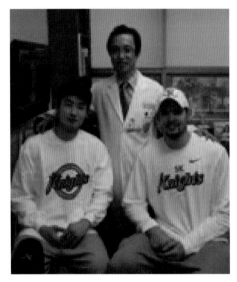

▲ SK 농구단 선수들과 함께

Question 앞으로 어떤 목표를 이루고 싶으신가요?

한의학을 중국의 중심이 아니라 한국의 중심으로 생각하고, 한의학을 세계화하는 데 조금이나마 힘이 되고 싶습니다. 그러기 위해서는 자료 중심, 근거 중심의 한의학 연구가 필요하다고 생각해요. 개인적으로는 후학을 위해 강단에 서는 것이 목표입니다.

한의사로서 가장 존경하는 롤 모델이 있다면 소개해주세요.

한의사 신준식 박사님이 제 스승이자 롤 모델입니다. 신준식 박사님은 추나요법을 체계화하여 '한국추나학'을 정립하신 분으로, 개인적으로는 제게 추나를 처음 가르쳐주시고 임상에서 잘 적용할 수 있도록 도와주신 스승님입니다. 또한, 한의사로서 어떻게 살아가야 하는지에 대한 소명의식을 가르쳐 주셨답니다. 공익 의료에 힘쓰시며 한방 공익재단을 설립하셨고, 환자에 대한 긍휼지심을 몸소 가르쳐 주셨죠. 개인의 사익보다는 여러 사람의 권익이나 혜택을 중요시하면서 한평생을 살아가고 계신 분입니다. 제 진료실에는 신준식 박사님께서 '긍휼지심'이라고 글자를 직접 써주신 액자가 있어요. 이것을 보면서 그 마음을 되새기곤 한답니다.

Question ## 청소년 시기에 건강을 관리하는 비법을 소개해주세요.

'505 법칙'이 있습니다. 공부나 취미 활동을 하며 50분을 앉아 있었다면, 5분은 척추 건강을 위해 스트레칭을 하거나 가볍게 걷는 것이 바로 505 법칙이에요. 때때로 기지개를 켜십시오. 공부하느라 바쁜 와중에도 시간을 쪼개 산책할 수 있는 작은 여유를 가지려고 노력하는 것도 도움이 될 거예요. TV나 핸드폰, 컴퓨터 등에서 벗어나 자연을 느낄 수 있는 여유를 가져 보는 것도 좋습니다. 규칙적인 생활과 일정량의 운동은 몸도 마음도 훨씬 건강하게 한답니다.

또 한 가지, 편의점 음식이나 패스트푸드 음식을 최대한 자제하고 집에서 손수 해주시는 건강한 밥을 먹도록 노력하세요. 부모님이 해주시는 음식은 사회생활을 하게 될 때 건강의 밑거름이 될 것입니다.

마지막으로, 미래를 꿈꾸는 대한민국의 청소년들에게 한 말씀 해주세요.

청소년기에 가장 중요한 것은 건강한 정신과 건강한 육체에요. 미래를 꿈꾸는 대한민국의 청소년들이 건강한 정신과 건강한 육체를 가지고 있다면 어떤 일을 하더라도 잘 해낼 수 있는 잠재력이 있습니다. 건강한 정신을 위해서는 많은 책을 읽고 간접 경험을 하면서 자신을 단단하게 만드는 것이 중요하고, 건강한 육체를 위해서는 틈나는 대로 운동을 하는 것이 중요하겠죠? 친구들과 우정을 다지면서 '배려'를 배우고, 어른들의 이야기에 귀 기울이면서 '예의'를 배운다면 건강한 청소년으로 성장하고, 더 나아가 건강한 대한민국이 될 것으로 생각합니다.

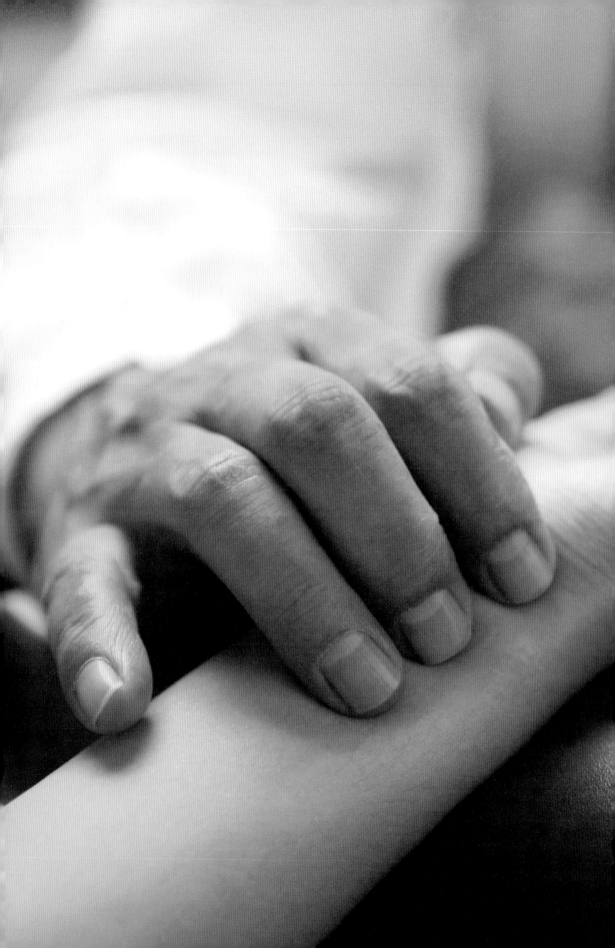

중학생 때 읽은 알버트 슈바이처 일대기는 인생의 길이 되었고, 부모님은 늘 이웃과 더불어 사는 삶을 알려주셨다. TV에서 언청이 아이를 출산한 부모가 마음을 아파하는 장면을 보고, 그 아이와 같은 병을 앓고 있는 아이들을 치료해줄 수 있는 치과 의사가 되고 싶었다. 대학 졸업 후, 소록도에 정착하며 한센병을 앓았던 어르신들과 가족 같은 삶을 살아가고 있다. 이곳 소록도에서 어르신들의 치료가 끝나면 외국의 어려운 이들을 돕는 진료 활동을 하고 싶다. 의사를 꿈꾸는 모든 청소년이 가까운 이웃을 품고, 이해하며 더불어 살아가는 소망을 품어본다.

치과 의사
오동찬

- 현) 국립소록도 병원 치과장 겸 의료부장
- 전) 공공치의학회장
- 전) 광양보건대 겸임교수
- 전) 국립소록도병원 공중보건치과 의사
  국립소록도병원 치과과장, 의료부장, 원장 직무대리

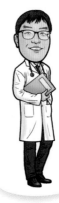

한림대 강남성심병원 구강외과 인턴 수료

조선대학교 치과대학 학사 및 석사

저술 <치과의사가 말하는 치과의사>

2017 대한민국 공무원 대상 (대통령 표창 수여)

2017 청룡봉사상

2016 국민추천포상

2014 제2회 성천상

2014 윤광열 치과의료봉사상

의사의 스케줄

오동찬
의사의
하루

17:30~
▶ 퇴근 및 가족과 함께하는 시간, 운동 / 가끔
  환자들이 저녁식사에 초대해 같이 먹기도 함
24:00~
▶ 수면

07:00~08:00
▶ 출근 준비, 둘째 딸 고등학교에
  데려다 준 후 병원 출근
08:00~08:30
▶ 아침 회의 및 기도와 말씀 묵상

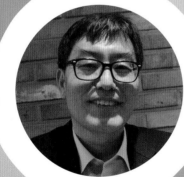

13:00~17:30
▶ 오후 진료 및 수술 그리고 행정업무
  (결제 및 회의),
  시간이 남으면 마을 환자 집 방문

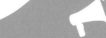

08:30~12:00
▶ 오전 진료
12:00~13:00
▶ 점심

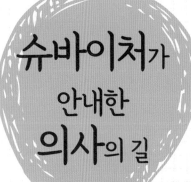

슈바이처가
안내한
의사의 길

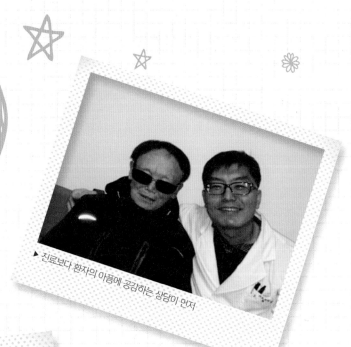

▶ 진료보다 환자의 아픔에 공감하는 상담이 먼저

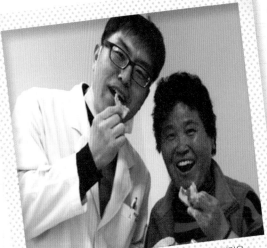

▶ 가족같이 지내는 주민 중 제가 제일 좋아하는 고구마 튀김을
해오시는 아주머니와 함께

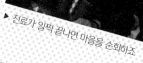

▶ 진료가 일찍 끝나면 마을을 순회하죠

Question 학창 시절에는 어떤 학생이었나요?

초등학교 3학년까지는 시골에서 학교를 다녔어요. 방과 후 친구들과 들과 산으로 다니면서 물놀이, 딱지치기, 땅따먹기를 했죠. 4학년 때 광주광역시에 있는 초등학교로 전학을 와 공부보다는 주로 운동을 했어요. 그 당시 육상 100m 기록이 11초 6이었답니다. 학교 대표로 수영, 육상, 핸드볼, 씨름 대회에 나가곤 했지요. 중학교 1학년 때까지는 운동을 했고, 프로야구 기아타이거즈 김기태 감독과 동기랍니다.

Question 공부에 흥미를 느끼게 된 계기가 있나요?

중학교 2학년 때 박효식이라는 전교 1등 친구와 우연히 짝꿍을 하게 되었어요. 중간고사가 다가오는 어느 날, 모르는 것이 있어 그 친구에게 물어보았는데 너무 재미있게 알려주는 거예요. 이때 공부가 재미있다는 것을 알게 되었죠. 중학교를 마치고 전남 체고에 진학하려 했는데, 그 당시 수학교사인 큰 누나가 인문계 고등학교에 가면 어떻겠냐고 권유해 체고 입학을 포기하고 연합고사를 봤습니다. 운이 좋게 커트라인을 통과해서 광주진흥고에 입학했어요.

Question 중고등학교 시절 기억에 남는 활동이 있나요?

고등학교 입학하자마자 자율학습이 있었어요. 도시락을 2개씩 싸서 아침 일찍 학교에 가서 밤 10시에 집에 왔죠. 하루의 대부분을 학교에서 보냈고 선생님들께서 학생들을 잘 지도해 주셨습니다. 선생님들을 참 존경했지요. 가끔 모교에 가서 강의를 하기도 하는데, 그때의 은사님들이 지금도 계시기 때문에 조심스럽기도, 한편으로 많은 세월이 지났지만 은사님들을 뵈는 행복감도 느낀답니다. 또 학창 시절에 청소년 적십자(RCY) 회장을 맡아 보육원, 양로원으로 사회봉사활동을 다녔던 기억이 납니다. 2학년 때 담임 선생님께서 공부를 해야 되는데 동아리 회장을 하면 성적이 떨어질 수 있다고 걱정을 하셨지만, 저는 지금도 동아리 회장을 너무 잘 했다고 생각이 들어요. 고등학교 시절은 두 번 다시 오지 않으니까요.

Question 인생에 영향을 미친 책이 있다면 소개해주세요.

알버트 슈바이처 일대기, 그리고 펄 벅의 〈대지〉, 앙드레 지드의 〈좁은 문〉을 감명 있게 읽었습니다. 〈대지〉는 힘들지만 하루하루 주어진 여건에 최선을 다하는 삶을 알려주었고, 〈좁은 문〉은 조명을 받는 화려한 인생도 있지만 묵묵히 자신의 길을 걸어가는 삶에 대해 생각해 볼 수 있게 해주었어요. 알버트 슈바이처 일대기를 통해 만난 그의 인생은 제 길이 되었습니다. 슈바이처 같은 삶을 살고 싶다고 생각했는데, 그즈음 TV에서 언청이 아이를 출산한 부모가 마음을 아파하는 장면을 보게 되었죠. 그 아이처럼 병을 앓고 있는 아이들을 치료해 주어야겠다는 마음이 들어 치과 의사의 꿈을 갖게 되었습니다.

Question 치과 대학에 입학하게 된 과정이 궁금해요.

치과 의사가 되겠다고 결심했기 때문에 대학에 지원할 때 1지망, 2지망, 3지망 모두 치의학과를 지원했어요. 한 번 실패해서 재수를 하긴 했지만 치과 대학에 입학했습니다. 재수할 때도 1지망, 2지망, 3지망 모두 치의학과를 지원했죠. 그 당시는 공부를 잘하는 이과 친구들이 꼭 의대, 치대를 지원하기보다, 물리학과, 수학교육학과, 공대 등 다양하게 본인의 꿈을 찾아 지원하는 경향이 있던 시절이었습니다.

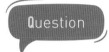

롤 모델로 삼은 분이 있었나요?

　아버지와 어머니였습니다. 초등학교 교사로 43년간 교직에 계셨던 아버지께서는 항상 남에게 보람된 삶을 살아가라고 말씀해 주셨어요. 특히 학생들을 데리고 소록도 분교로 보이스카우트 수련회를 가실 때, 치과대학 본과 2학년이었던 저를 데리고 가서 소록도 한센 어르신들의 고통을 이야기해 주셨어요. 아픈 사람을 진료할 때 항상 그분들의 고통을 먼저 생각해주었으면 한다고 말씀하셨죠. 어머니께서는 아버지의 적은 수입에도 저희 6남매를 잘 보살펴 주셨고, 어려운 이웃들과 나누는 삶을 사시는 모습을 몸소 보여주신 분입니다. 두 분은 항상 제 삶에 큰 영향을 주셨어요.

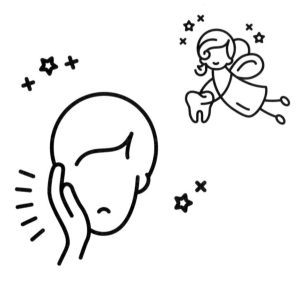

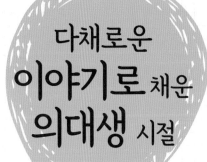

다채로운
이야기로 채운
의대생 시절

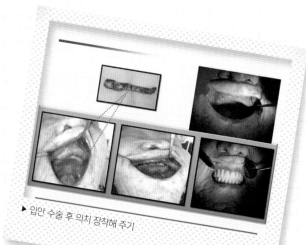

▶ 입안 수술 후 의치 장착해 주기

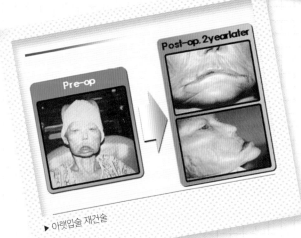

▶ 아랫입술 재건술

치과 대학 시절 이야기를 들려주세요.

치과대학 수업은 공부만 하던 고등학교 3학년 시절의 연장
이었습니다. 치과대학은 6년 과정인데, 예과 1학년을 제외하
고 거의 5년을 전공과목을 공부해요. 수시(수시로 보는 시험), 땡시('
땡'치면 자리를 이동하면서 보는 시험), 중간고사, 기말고사 등 시험이 너무
많아서 도시락을 2개씩 싸서 다니며 공부하곤 했습니다. 특히
기말고사는 재시, 삼시 등이 있어서 약 한 달 동안 시험을 보거

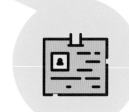

든요. 너무 공부만 했다는 생각도 들지만, 동아리 활동을 하거나, 방학이 되면 농촌 봉사활
동을 다녀오기도 했죠. 가정 형편이 어려워 아르바이트를 하기도 하고요. 사회변화에 관심
도 많았고, 본과 2학년 때부터는 광주 행복 재활원이라는 곳에 일주일에 한 번씩 진료봉사
도 다녔습니다.

Question 치과 대학에서 배우는 교육과정에 대해
소개 부탁드립니다.

치과대학은 예과 2년, 본과 4년으로 이루어져 있습니다. 예과는 주로 교양 과목 수업을
받습니다. 전국 11개 치과대학의 학사 일정이 약간씩 차이는 있지만, 제가 다녔던 조선대
학교 치과대학에서는 예과 2학년부터 본과 2학년까지 일반해부학, 일반 병리학, 약리학, 생
리학 등을 배우고, 두경부 해부학, 구강병리학, 보철학, 교정학, 치주학, 예방치학, 임상 병
리학, 방사선학, 소아치과학, 구강외과학 등 임상기초과목과 임상과목을 배웁니다. 그리고
본과 3학년 때부터는 병원 실습을 하며 지도교수 하에 환자 진료방법과 치료방법을 시행
하죠. 그리고 본과 4학년 때 모든 수업과정을 이수하면 치과의사 면허시험을 봅니다. 이 면
허시험에 합격하면 비로소 정식 치과의사가 됩니다.

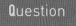

Question 예과, 본과 시절 배우는 과목이 어려진 않았나요?

예과 때 가장 흥미로운 과목은 해부학이었어요. 인체에 분포된 혈관, 신경, 근육에 대한 호기심이 많아서 관심이 많았답니다. 생리학, 병리학은 하기 싫은 과목이었습니다. 이해하기가 너무 어려웠고, 임상 경험을 하기 전에 배우는 학문이어서 그랬나 봅니다. 본과에 올라와서 구강외과 과목을 공부할 때는 너무 설레었어요. 언청이 수술과 안면 기형 환자 수술을 하고 싶어 치과 대학에 왔기 때문에 이 학문을 공부하고 싶었으니까요. 제일 힘들어했던 과목은 소아치과였습니다. 아이들을 다루면서 치료해야 하는데 저는 아이를 다루는 기술이 부족해서 정말 하기 싫었습니다. 국가고시를 얼마 남겨두지 않은 본과 4학년 2학기 때 소아치과 시험에 계속 실패해서 낙제를 받을뻔 하기도 했어요. 소아치과 때문에 한 학년을 다시 다닐뻔 했죠. 다행히 제가 지금 있는 소록도는 평균 연령이 75세이기 때문에, 소아 환자는 없어 다행이라는 생각이 듭니다. 하하.

Question 치과 대학을 다니면서 가장 중요한 것은 무엇이라고 생각하나요?

의사로서 사회에 나가 환자를 진료하는 자세를 배우는 것이 가장 중요하다고 생각이 듭니다. 우리에게 지식을 가르쳐주시는 교수님에 대한 존경, 선후배와 관계도 물론 중요하겠죠. 치의학 지식을 많이 배우는 건 기본이겠죠. 그래야 환자 진료를 정확히 할 수 있으니까요.

인턴 과정은 어떻게 보내셨는지 궁금해요.

광주에서 생활하다가 서울에 있는 한림대 강남성심병원 구강외과 인턴에 합격해서, 국가고시가 끝난 지 이틀 만에 의국에 들어가게 되었어요. 하루에 잠을 평균적으로 3~6시간 자면서 외래 환자 진료, 수술환자 준비 및 관리, 병동 입원 환자 관리, 응급실 환자 치료 등으로 무척이나 바빴습니다. 그 당시는 응급의학과가 없어서 진료 영역이 비슷한 성형외과와 경쟁이 심해 거의 잠을 못 자고 응급실에서 대기를 하곤 했죠. 휴가는 1년에 딱 3일밖에 없었어요. 그럼에도 불구하고 제가 하고 싶은 진료와 수술을 보고 배우는 과정이기 때문에 무척 행복했답니다. 지금도 힘들었던 인턴 생활이 가장 기억에 남아요. 그 당시 지도해 주신 조병욱 과장님, 이용찬 교수님 생각이 많이 나고, 감사함을 느낍니다.

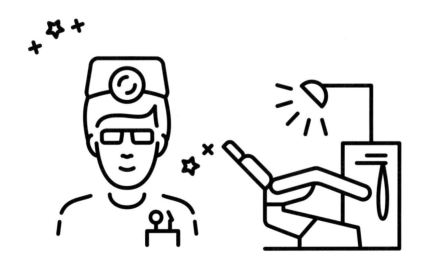

한센 어르신의
가족이 된
소록도의
슈바이처

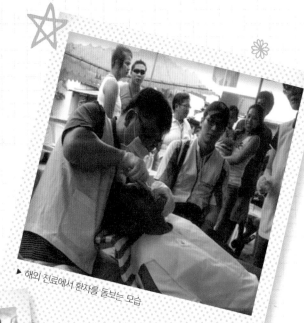
▶ 해외 진료에서 환자를 돌보는 모습

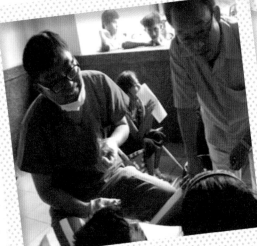
▶ 필피핀 농아인 학생 진료

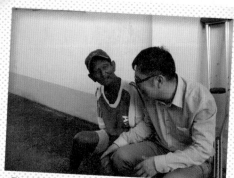
▶ 필리핀 한센인과 함께

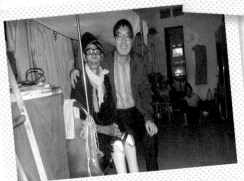
▶ 베트남 한센인과 함께

국립소록도 병원에서 공중보건의 생활을
시작하게 된 이유가 궁금해요.

　원래 중국 옌볜에 가서 언청이, 얼굴기형, 구강악안면 질환 진료를 하고 싶었습니다. 코이카(KOICA)에 지원했는데 그해 치과의사를 뽑지 않아서 못 가게 되었어요. 그러던 중에 본과 2학년 때 아버지와 함께 소록도를 방문한 기억이 났고, 기회가 되어 소록도에 공중보건의로 오게 되었습니다.

Question 국립소록도 병원에 대해 소개해주세요.

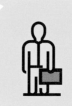

　국립소록도 병원은 1916년에 개원한 이래로 올해 101년 된 보건복지부 소속기관입니다. 한센병으로 고통을 받았던 분들을 치료 요양하는 병원이에요. 일제 강점기 시절에는 한센인들이 인권탄압과 강제노역 등으로 무척이나 힘든 삶을 살았던 곳이지만, 지금은 국가에서 의·식·주 및 진료를 무상으로 지원해드리고 있는 국가병원입니다.

　현재 2017년에는 520여 분이 이곳에 계세요. 한센병은 다 치유되어 전염성이 없으며, 평균 연령이 75세로 만성 노인성 질환(고혈압, 당뇨 등) 치료를 받고 계시죠. 4개의 병동과 7개 마을에서 치료도 받고 여가 생활도 하고 계십니다. 소록도 어르신들을 돌보고 있는 직원들은 공중보건의 포함 약 190여 명이 밤낮으로 근무하고 있답니다.

국립소록도 병원에 가기로 결정했을 때 주변의 반대가 심하진 않았나요?

소록도에 간다고 부모님과 식구들에게 말씀드렸을 때 심하게 반대하셔서 소록도로 오기가 쉽지 않았습니다. 특히, 당시 어머니께서 말기 암 상태이신데다, 어머니가 젊었을 때 사시던 곳에 한센인이 주위에 많이 거주하고 계셔 막연한 두려움을 가지고 계셨던 것 같아요. 오죽했으면, "내 눈에 흙이 들어가지 않는 한 못 간다"라고 하시면서 적극적으로 반대를 하셨죠. 소록도는 공중보건의로 1년만 근무하면 본인이 원하는 곳으로 이동할 수 있다고 말씀드리고, 딱 1년만 근무하고 소록도에서 나오겠다고 설득을 한 후에 소록도로 오게 되었습니다.

한센인에 대해 잘못 알고 있는 상식이 있다면 알려주세요.

한센병은 결핵과 마찬가지로 법정 3군 감염병입니다. 유전병이 아니지요. 역사와 더불어 시작된 병이라고 하지만, 지금까지 균 배양이 되지 않아 정확한 원인을 알 수는 없습니다. 면역이 약하거나, 특이체질을 가진 사람이 균을 가지고 있는 사람들과 장기적으로 함께 살 때 걸린다고 해요. 그래서 예방사업이 중요하답니다. 우리나라는 의무적으로 결핵 예방접종제인 BCG를 접종하고 있으며, 1950년대 치료약이 들어와 1980년대 상용화 되면서 국내에 새로운 환자 발생이 거의 없습니다. WHO(세계보건기구)에서도 대한민국은 한센치료 완치국으로 인정을 한 상태예요. 소록도에 거주하시는 500여 주민도 다 치유가 되었고, 전국에 계시는 10,000여 분도 다 치유가 되어 일상적인 생활을 하고 계십니다. 다만, 조기 발견이 되지 않아 치유가 늦어져 장애를 가지고 있을 뿐입니다.

Question 현재 병원에서 치과 의사로 근무하며 가장 보람을 느낄 때는 언제인가요?

한센 어르신, 즉 소록도 주민들이 저를 의사로 생각하지 않고 아들로, 손자로 한 가족처럼 생각해 주시는 것이 가장 큰 행복입니다. 아랫입술 재건술을 해드린 것도 큰 보람이었죠. 처음 이곳에 왔을 때 약 1,400여 분이 계셨는데, 한센병 후유증으로 아랫입술이 심하게 처진 분이 많았습니다. 평상시에도 타액이 흘러내리고, 식사할 때마다 많은 음식이 입 밖으로 흘러내릴 뿐 아니라, 발음에도 지장이 있지요. 한센병을 조기치료 하지 않으면 발생하는 장애로, 안면기형의 대표적인 질환입니다. 이런 환자의 입 주위 근육에 손상 없이, 지방 조직과 표면 조직을 제거해 올리는 수술이 아랫입술 재건술이죠. 4~6시간 걸리는 수술인데, 이 수술로 한센 어르신들이 이제 식사하실 때 음식도 흘러내리지 않고, 침도 흘러내리지 않아 가장 행복하고 보람을 느낍니다.

Question 그 외 치과 치료 중 꼭 필요하고 중요하지만 학생들이 잘 모르는 치료가 있다면 몇 가지 소개해주세요.

소록도에 계신 분들은 손이 불편하여 양치질이 쉽지 않기 때문에, 입안에 고름이 많이 차는 농양, 고름 주머니 같은 낭종, 특히 구강암 환자가 많아요. 장애 때문에 쉽게 넘어져 생긴 안면 열상과, 안면골절 및 안면 기형으로 인한 구강외과적 수술도 많습니다. 구강암이 심한 환자 같은 경우, 이곳에서 수술이 어려워 대학병원에 의뢰하기도 하는데, 한센인이라는 이유로 거절을 당한 적이 여러 번 있어 무척이나 마음 아프기도 했답니다.

Question 치과 의사 생활을 하시면서 가장 안타까운 순간은 언제인가요?

　어르신과 같이 지내다 돌아가실 때가 제일 마음이 아픕니다. '살아계실 때 좀 더 성의 성심껏 진료도 해드리고 잘 해드렸어야 했는데'라는 생각이 들죠. 제가 소록도에 온 지 1년이 지나도 섬에서 나오지 않자, 이곳에 한 번 방문하시고 돌아가신 어머니께 불효한 마음이 속상하기도 합니다. 세월이 흐르다 보니 저는 좋아서 이 섬에서 살고 있는데 희생 아닌 희생을 아내와 아이들에게 강요한 건 아닌지 미안하기도 하죠.

Question 치과 의사로서 전문성을 기르기 위해 지금도 하고 계신 노력이 있나요?

　치과 치료는 단순히 구강 질환뿐만 아니라 전신에 영향을 미치기 때문에, 전신 문제를 놓치지 않도록 주의를 기울이고 있습니다. 항생제 및 수액 치료와 일반 전신적인 질환에 대해 지속적인 공부를 해야 한다는 생각이 들어요. 그런 공부가 실질적으로 치과 치료에서 응급 상황이 발생할 때 많은 도움이 되고, 해외 진료를 나갈 때도 도움이 됩니다.

Question 청소년 시기에 치아 건강을 관리하는 비법을 소개해주세요.

일상에서 식사 후, 그리고 잠들기 전에 정확하게 양치하는 습관이 중요합니다. 탄산음료는 많이 마시지 않는 게 좋겠지요. 스트레스를 줄이고 많이 웃으며, 구강질환이 있을 때 바로 치과에 가는 것이 제일 좋은 관리법입니다.

Question 앞으로 이루고자 하는 목표는 무엇인가요?

이곳 소록도에서 어르신들의 치료가 끝나고 제가 하는 일이 거의 없어지면, 외국의 한센인 마을이나, 빈민촌 등에 가서 진료 활동을 하는 것이 앞으로의 삶의 목표입니다.

Question 미래를 꿈꾸는 대한민국의 청소년들에게 한 말씀 해주세요.

소록도에 계신 어르신들은 한센병에 대한 편견과 차별 때문에 많은 고통을 받으셨습니다. 우리가 옛날부터 사랑과 진심으로 다가가 치료를 했다면, 이분들도 오랫동안 행복했을 거란 생각이 듭니다. 주위 사람이 나와 생각 혹은 외모가 다르다는 이유로 차별하지 않고, 서로 다름을 인정했으면 해요. 내가 소중한 만큼 타인도 소중하니까요. 먼저 가장 가까운 사람부터 사랑하며 살았으면 좋겠습니다.

6.25 전쟁으로 모든 것이 부족하고 어수선했던 시기에 어린 시절을 보냈다. 직접 라디오를 조립해서 듣고 합창단 활동을 하며, 의학박사의 꿈을 마음에 품었다. 서울대학교 수의과대학을 1등으로 합격한 고등학교 선배가 동기부여가 되어, 이듬해 수의대에 입학했다. 한국 경제가 어려웠던 시절 미국에 이민을 떠났다. 그곳에서, 동물을 사랑하는 마음으로 최선을 다해 동물의 아픔을 고치는 수의사로 살아간 지 어느덧 40여 년이 되었다. 앞으로 더 많은 한국의 유능한 의사들이 세계에서 한국인의 긍지와 성실함을 맘껏 드러내기를 소망한다.

수의사
김문소

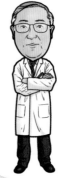

- 현) Dunstable Animal Clinic 원장
- 현) Tewksbury State Hospital 재단이사
- 현) Korean American Cultural Foundation of
  Greater Boston(대보스톤 한미문화재단) 이사장
- 전) Tewksbury Animal Hospital 원장

미국 매사추세츠주 수의사
서울대학교 보건대학원 졸업
서울대학교 수의학과 졸업

2005년 대한민국 대통령상 수상
2016년 서울대학교 수의과대학 '자랑스러운 수의대인 상'

의사의 스케줄

김문소
의사의
하루

23:00~23:30
▸ 뉴스 시청
23:30~07:00
▸ 수면

07:00~07:30
▸ 성경 읽기와 아침 QT
07:30~08:30
▸ 아침식사 후 출근

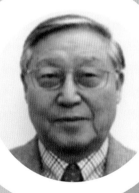

20:00~23:00
▸ 가족과의 시간 또는
각종 모임 참가

08:30~09:00
▸ 진료 및 수술 준비
09:00~12:00
▸ 환축 진료와 수술

16:00~19:00
▸ 오후 진료 및 수술 환축 퇴원
19:00~20:00
▸ 퇴근 후 저녁식사

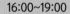

12:00~16:00
▸ 점심식사, 휴식 및 운동

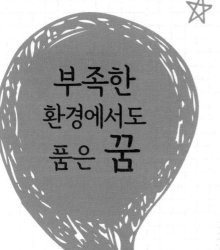

부족한
환경에서도
품은 꿈

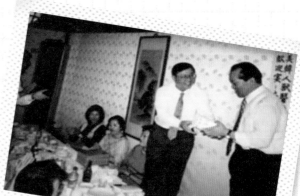

▶ 1995년 이길재 대한수의사회장 환영식

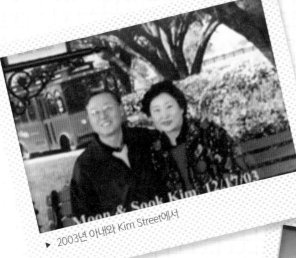

▶ 2003년 아내와 Kim Street에서

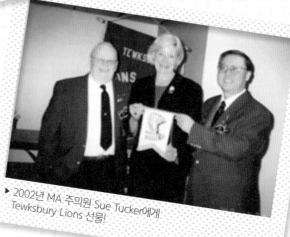

▶ 2002년 MA 주의원 Sue Tucker에게
Tewksbury Lions 선물!

Question **어떤 어린 시절을 보내셨나요?**

저는 6.25 전쟁 중 국민학교 시절을 보냈어요. 당시 집은 서울이었는데, 1950년 6월 25일 북한이 침습했습니다. 1.4 후퇴 1주일 전 부모님을 서울에 남겨둔 채 세 누님, 매형과 함께 피난을 갔어요. 남쪽으로 대구까지 내려갔을 때 피난민 가운데서 어머님과 극적으로 만나게 되었어요. 우리가 서울에서 떠난 그 날, 아버지가 뇌출혈로 세상을 떠나시고, 어머님 혼자서 효창공원에 아버님 장례를 치르신 후 우리를 찾아오신 걸 알게 되었습니다. 그 후 우리 가족은 부산 구룡포의 피난민 지역에서 3년을 지내다 휴전 소식에 서울 집으로 복귀했죠. 저는 전에 다니던 용산구 후암동에 있는 삼광 국민학교를 마쳤어요. 학교에 다니며 우등상을 가끔 받곤 했지만, 개근상은 항상 빼놓지 않았던 착하고 성실한 학생이었습니다.

중학교 생활도 전쟁 폭격으로 파괴된 서울이 복구되어 가는 중인 어수선한 시기였죠. 모든 것이 부족한 환경이었습니다. 요즘처럼 스마트 TV도 아직 없었고, 라디오를 살 형편이 안 되어 청계천 고물상에서 부품을 사서 직접 조립하곤 했습니다. 잡음이 심했지만, 미8군에서 하는 영어방송과 클래식 음악을 듣는 게 가장 큰 즐거움이었죠.

Question **학창 시절 관심이 많았던 분야를 소개해주세요.**

노래를 좋아해서 교회 성가대와 학교 합창단 활동을 했어요. 종로에서 YMCA 활동을 하거나 흥사단 운동에 적극적으로 참여하기도 했죠. 고등학교 때부터 참여한 흥사단 운동은 도산 안창호 선생님의 가르침 〈무실역행〉을 우리 대한민국의 젊은이로서 계속 실행하고, 그 가르침대로 살고자 하는 활동이었어요. 미국에서 한인의 생활 개혁을 위해 노력하신 대한민국 독립운동가 도산 안창호 선생님은 제 본보기기도 했습니다.

링컨 전기를 읽다가 '당신은 40세 때 당신의 얼굴에 책임을 져라'라는 말이 있었어요. 그 말을 실천하려고 양미간에 주름이 생기지 않도록, 어떤 상황에서나 찡그리고 부정적으로 반응하기보다, 긍정적이고 적극적인 방향으로 문제를 해결하려고 했죠. 항상 미소 짓는 얼굴을 갖도록 평생 노력해 왔습니다.

어렸을 때부터 '의학박사'가 늘 동경의 대상이었습니다. 고등학교 1년 선배가 서울대학교 수의과대학을 1등으로 합격한 일이 있었는데, 수의대 입학을 결심하는 동기가 됐죠.

고등학생 때 의대, 약대, 치대, 공대 등을 지원하는 학생이 선택하는 이과 반에 등록했어요. 대학에 입학하기 위해 학교 공부를 충실히 했지요. 가정 형편이 어려워서 과외 공부를 한 적은 없었습니다. 서울대학교 수의과 대학에 응시했고, 입학시험 성적이 좋아서 등록금과 수업료를 면제받아 4년을 무사히 다닐 수 있었어요. 국립대학인 서울대 등록금은 고려대나 연세대의 삼 분의 일 정도였던 시절이죠.

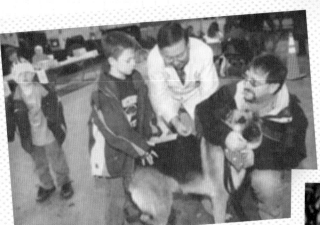

▶ 2007년 Rabies Clinic에서

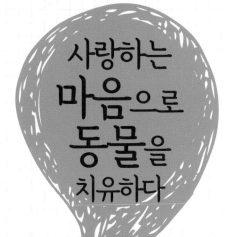

▶ 2010년 보스톤 한인교회 교육 사회관(ECC) 헌당식 후
  이영길 담임목사님과 함께

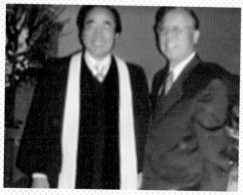

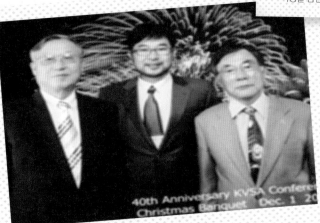

▶ 2012년 재미한인수의회 40주년 행사에서 김현일 회장,
  동장 지흥민과 함께

사랑하는
마음으로
동물을
치유하다

Question 수의과 대학에서 공부가 어렵진 않았나요?

지금의 6년제 수의과 대학 과정이 그 당시에는 4년 과정이었습니다. 너무 많은 과목을 제한된 시간 내에 다 배워야 해서 수업 따라잡기에 여념이 없었죠. 기초과목을 충실히 해야 임상과목이 쉬워진다는 선배들의 조언을 따르려고 노력했습니다. 해부학, 조직학, 생리학, 미생물학, 기생충학 등이 기초과목이고, 수의외과, 내과, 산과, 병리과, 방사선과 등이 임상과목이었어요. 그래서 1학년 땐, 해부학 교실에 남아서 해부학 조교를 도와 실습 자료를 만들며 지내기도 했습니다. 또 3, 4학년 때에는 ROTC 훈련 과목도 있었어요. 여름 방학에 ROTC 집중 훈련을 받아 졸업과 동시에 소위로 임관되어 병역의무 2년을 마쳐야 했지요. 열심히 주어진 학업에 충실했던 대학 시절이었습니다.

Question 수의과 대학 시절에 참여하신 다양한 활동이 궁금해요.

슈바이쳐(Albert Schweitzer) 박사의 삶을 따르는 '생명경외 클럽(Veneratio Vitae Club, 약칭은 VVC)' 활동을 했습니다. 의학, 치의학, 약학, 간호학 그리고 수의학 전공자의 모임인데요, 1960년 내에 의사나 수의사가 없는 지역에서 의료 활동을 해 온 모임이에요. 저도 생명경외 클럽의 일원으로, 대학교 3~4학년 때 서울 종로에 있는 정동교회 젠센 기념관에서 주말 모임을 하고, 여름방학에는 무의촌에서 무료 진료 활동을 하기도 했죠. 지금도 의대 학생들이 활발히 활동하고 있는 모임입니다. 그 외에도, 고전음악을 좋아해서 교수님과 학생들이 어울려 중창모임을 갖기도 했었지요.

수의과 대학에 입학하기 위해 어떤 노력을 기울였나요?

　고등학생 때 의대, 약대, 치대, 공대 등을 지원하는 학생이 선택하는 이과 반에 등록했어요. 대학에 입학하기 위해 학교 공부를 충실히 했지요. 가정 형편이 어려워서 과외 공부를 한 적은 없었습니다. 서울대학교 수의과 대학에 응시했고, 입학시험 성적이 좋아서 등록금과 수업료를 면제받아 4년을 무사히 다닐 수 있었어요. 국립대학인 서울대 등록금은 고려대나 연세대의 삼 분의 일 정도였던 시절이죠.

수의사는 어떤 진료를 하는지 말씀해주세요.

　대상 동물의 크기에 따라 개, 고양이 또는 애완 새 같은 작은 동물을 다루는 수의사와 소, 돼지, 말 같은 큰 동물을 다루는 수의사가 있습니다. 연구하기 위해 실험동물을 다루는 수의사와 사자, 원숭이, 기린 등 동물원에 있는 동물을 돌보는 수의사도 있죠. 물개나 어류를 다루는 수의사, 우리가 먹는 동물이 위생적으로 관리되는지 검사하는 검역 담당 수의사도 있답니다. 요즘은 정형외과, 안과, 심장학과, 종양학과 등 20여 개 분야의 전문인 수의사(Specialist)가 있습니다.

수의사로 근무하면서 가장 큰 보람을 느낄 때는 언제인가요?

치료한 동물이 기대 이상으로 좋아지는 경우는 항상 보람 있죠. 한쪽 다리가 부러져서 못 걷는 다리를 치료해 달라고 들것에 들려온 아픈 가축이 오면, 우선 안정시킨 후 마취를 시키고 다리를 고정하는 수술을 하죠. 며칠 후 주인을 보고 꼬리를 흔들며 걸어서 퇴원하는 모습을 볼 때 기쁩니다.

수의사 직업을 꿈꾸는 청소년들에게 한 마디 부탁드려요.

수의사는 소아과 의사 같습니다. 부모님이 아픈 아이를 소아과의사 선생님에게 데려와서 증상을 말해 주듯, 동물 주인이 아픈 동물을 데리고 와서 증상을 얘기하니까요. 부모와 자식, 그리고 사람들이 서로 사랑하는 것처럼, 동물을 사랑하는 마음으로 최선을 다해 동물의 아픔과 병을 고치려는 노력이 수의사의 역할입니다. 마음을 다해 동물을 열심히 치료하다 보면, 하나님께서 잘 치유해 주실 거예요.

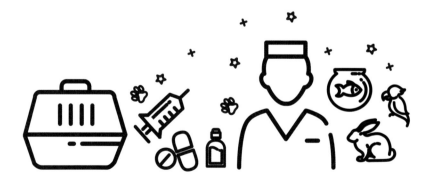

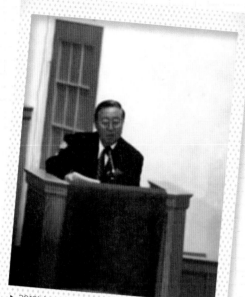

▶ 2013년 보스톤 한인교회에서 장로은퇴사를 하며

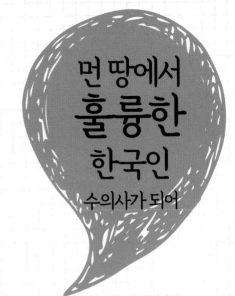

먼 땅에서
훌륭한
한국인
수의사가 되어

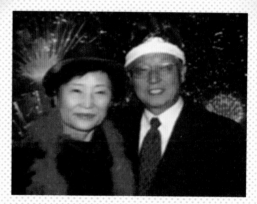

▶ 2014년 결혼식 참석 후 사랑하는 아내와

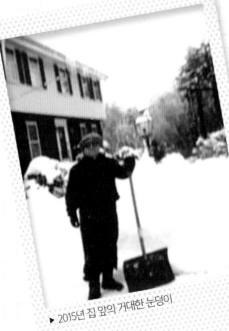

▶ 2015년 집 앞의 거대한 눈덩이

Question ## 미국에서 수의사 활동을 하게 된 계기가 궁금합니다.

수의과 대학을 졸업하고 ROTC로 군 복무를 마쳤어요. 그 후 2년간 보건대학원 석사과정을 밟고, 잠시 보건분야와 의료선교 기관에서 봉사했습니다. 그러던 중 1970년대는 한국 경제가 어렵던 때라, 1972년에 미국에 이민을 가게 되었어요. 뉴욕과 필라델피아에서 3년 반 거주했고, 그 후 매사추세츠주에 있는 보스턴 근교에서 현재까지 살고 있습니다. 수의학을 전공했기 때문에 이곳에서 수의과 병원에 취직하게 되었고, 미국 수의사 면허를 받고 자연스럽게 동물 병원을 개업하게 되었죠.

Question ## 미국에서 수의사로 면허를 받기까지 어떤 과정이 필요했나요?

미국은 면허가 있어야 전문성을 법적으로 보장받는 나라입니다. 제가 미국에 도착한 1972년에 제일 먼저 받은 면허증은 운전면허증과 peddler(행상인) 면허증이에요. 행상인 면허증 덕분에 뉴욕시 흑인이 많이 사는 길거리에서 친구들과 함께 가발 행상을 하기도 했죠. 가발 장사를 하며 한국에서 10년 전에 배웠던 해부학, 생리학 등을 뒤적이며 미국 수의사 면허시험 준비를 시작했습니다.

40여 년 전에 제가 미국 수의사 면허를 받을 때와 지금의 수의사 면허 규정은 많이 달라졌는데요. 제 경우는 TOEFL(Test of English as a Foreign Language) 시험을 통과하고, ECFVG(Educational Commission for Foreign Veterinary Graduates)를 합격했습니다. TOEFL은 영어를 모국어로 하지 않는 사람들을 상대로 학문적인 영어 구사 능력을 평가하는 거예요. ECFVG는 미국 수의사회의 인증을 받지 않은 외국 대학을 졸업한 수의사들에게, 미국 내 수의 의료행위를 위한 면허를 내주기 위한 과정이죠. 저는 한국에서 수의대를 나왔기 때문에 이 과정이 필요했습니다.

그리고 수의사 면허는 미국 내 50개 주(State)에서 주별로 발급합니다. 미국 수의사 시험인 'National Board of Veterinary Medicine' 관문을 통과한 후에, 살고 싶은 주를 선택해 그 주의 면허시험과 수의법규시험에 합격하면 그 주의 수의사 면허를 받게 되는 거죠. 수의사 면허는 그 주에서만 사용할 수 있고, 다른 주로 이사를 가면 다른 주의 면허를 다시 받는 데 필요한 절차를 거쳐야 합니다. 저는 매사추세츠주의 수의사 면허 시험에 합격해서 40여 년을 수의사로 살고 있답니다.

관심이 있는 친구들은 우선, 미국에 있는 한인 수의사들이 1972년에 조직한 '재미 한인 수의사회(Korean Veterinary Society of America)'에 연락해서 최신 정보를 얻으시고(kvsaeditor@gmail.com), 미국 수의사회(American Veterinary Medical Association, www.avma.org)를 참조하는 것을 권합니다.

Question 가장 관심 있는 분야는 무엇인가요?

제가 관심을 두고 좋아하는 분야는 수술 분야입니다.

자궁절제 수술이나 거세 수술은 거의 매일 하는 수술인데, 미국에서는 버려지는 개와 고양이의 번식을 제한하려고 보통 생후 5~6개월이 되면 수컷은 거세 수술, 암컷은 자궁절제 수술을 권장하기 때문이죠.

또 정형외과 수술도 많이 했습니다. 특히 1970~80년대 미국에는 목줄 없이 다니는 개 주인에게 벌금을 부과하는 법(leash law)이 없어서 개들이 차에 치이는 경우가 많았어요. 그래서 개와 고양이의 부러진 다리를 고치는 수술을 해야 했죠.

Question 가장 기억에 남는 치료 케이스는 언제인가요?

20여 년 전, 오줌에 피가 섞여 나와서 소변 보는 것을 힘들어한다며 주인이 아주 작은 강아지를 병원에 데려온 적이 있어요. 우선 방사선(X-ray) 촬영을 해 보니 방광과 요도에 요석들이 꽉 차 있었습니다. 마취를 시키고 개복해 방광을 열어야 했죠. 요석을 하나둘씩 한 줌이나 뽑아냈는데도 많은 요석이 요도를 막고 있었습니다. 요석을 제거하느라 한 시간을 넘게 고생하다가 마지막 요석 하나가 터져 나온 다음부터 쉽게 요도선을 깨끗이 할 수 있었죠. 수술을 마쳤을 때의 그 감격은 지금도 생생합니다.

Question 수의사로서 바라는 목표가 있다면 무엇인지 궁금해요.

유능한 한인 수의사가 미국에 많이 정착해서 Korean-American 수의사가 지니고 있는 긍지와 근면, 그리고 성실함을 드러냈으면 좋겠습니다.

Question 미래를 꿈꾸는 대한민국 청소년들에게 한 마디 부탁드립니다.

60여 년 전 중학교 영어 시간에 배운 'A friend in need is a friend indeed', 어려울 때 친구가 진정한 친구라는 문장이 아직도 생각이 나네요. 여러분도 학창 시절부터 좋은 친구를 잘 사귀어 평생 교제했으면 좋겠습니다. 그리고 여러분들을 기다리고 있는 넓은 세계에 진출하세요. 세계에 근면하고 성실한 한국인임을 자랑하며 살아가세요. 그리고 하나님이 평생 함께하는 복된 삶을 누리길 바랍니다.

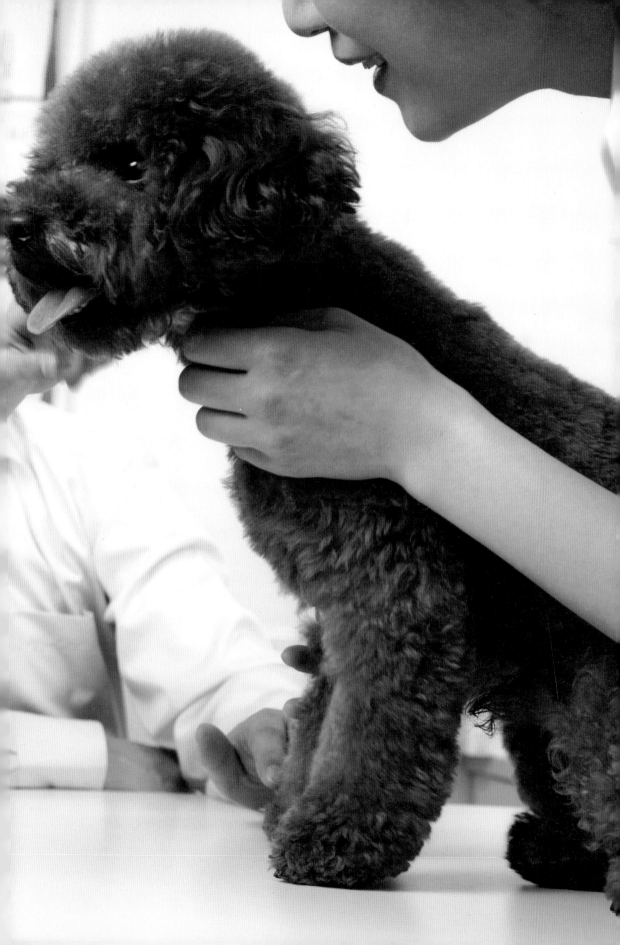

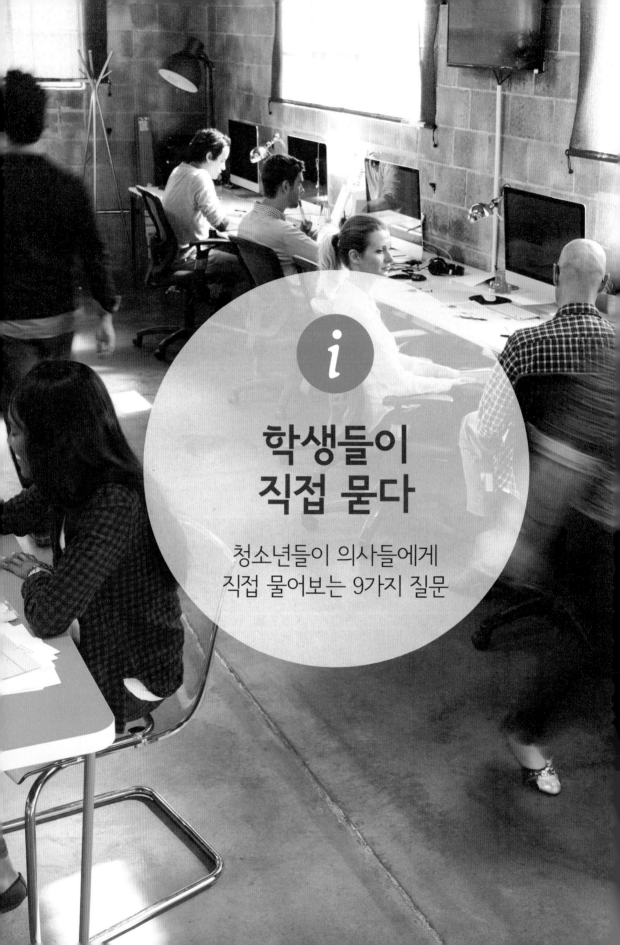

학생들이
직접 묻다

청소년들이 의사들에게
직접 물어보는 9가지 질문

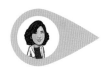

청소년 시기 건강한 몸을 관리하기 위한 비법을 소개해주세요.

청소년기 건강관리는 매우 중요합니다. 청소년기 건강이 평생 건강과 연결되기 때문이지요. 우선 매일 30분 내외로 자신이 좋아하는 운동을 하는 것이 좋습니다. 스트레스, 우울한 기분, 피로감, 생리 불순 등을 줄이는데 운동이 꼭 필요해요. 두 번째는 가능하다면 6시간 이상 꼭 자는 것이 중요합니다. 청소년기에 많이 나타나는 증상인 여드름, 지루 피부염, 집중력 감소 등은 숙면과 관련이 있답니다. 마지막으로 부모님들의 협조가 필요해요. 부모님이 본인과 다른 관심사를 가진 자녀를 인정하는 것이 청소년들의 스트레스를 줄이는 데 도움이 됩니다.

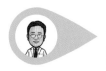

아름다운 얼굴을 갖기 위한 건강 수칙 몇 가지를 소개해주세요.

건강한 생활을 영위하는 것이 중요해요. 일찍 자고 일찍 일어나야 하죠. 건강한 식습관도 유지해야 합니다. 특히 예쁜 말과 좋은 생각이 얼굴을 아름답게 하는 데 큰 영향을 미친다고 생각해요.

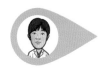

의사가 되려면 이과에 가야 하는데,
수학 공부가 너무 어렵고 힘들어요.
어떻게 하면 재밌게 할 수 있을까요?

제 개인적인 경험을 바탕으로 말씀드리자면, 모든 학과 공부는 오답 노트가 중요해요. 대학생 때 수학 과외를 했었는데, 학생들이 수학 오답 노트를 만들 수 있도록 문제 유형에 따라 분류하는 법을 가르쳐 줘서 수학 성적을 올렸던 기억이 납니다. 본인이 틀렸던 문제가 어떤 유형의 문제인지 알고 그 부분에 집중할 수 있도록 만들어주는 효율적인 방법입니다. 하지만 수학 문제는 범위가 넓고 유형이 다양하게 느껴지기 때문에 오답 노트 만들기를 어려워하고 포기하는 경우가 많죠.

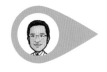

한의사가 되려면 한자 공부를 열심히
해야 하나요?

한자 공부에 부담을 느끼는 학생들이 많네요. 한문을 미리 공부해도 좋지만, 대학 합격 후 입학하기 전 남은 기간을 활용하고, 대학교에 다니면서 열심히 하면 충분히 학과 공부를 따라갈 수 있으니 미리부터 걱정할 필요는 없습니다. 한의학에 대한 관심과 열정이 가장 훌륭한 한의사를 만든다는 것을 기억했으면 좋겠어요.

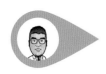

공중보건의 근무는 왜 하는지 궁금해요.

　공중보건의는 본인의 선택이 아니라 국방의 의무를 대신하는 것입니다. 군의관으로 복무하지 않고 의사로서 군 복무를 대체하는 제도이지요. 국방부에서 훌륭한 재원을 1차로 모집하고, 그 후에 남는 유휴 의료자원을 내무부에서 선발해 도시와 멀리 떨어진 곳이나 병원이 없는 작은 규모의 동네 등 의료 취약지역, 교도소, 병원선 등에 배치합니다. 여성 의사가 늘어나면서 현재는 공중보건의 및 군의관 자원이 예전보다 많이 줄어든 것으로 알고 있어요. 저는 첫해 백령도 근무를 했었는데 너무 좋은 기억으로 남아있습니다. 지역 주민과 유대 관계가 좋아 거의 주말마다 배를 타고 낚시를 즐겼죠. 철마다 새와 물고기도 잡고, 식사 초대를 받아 특식도 많이 먹었던 기억이 나네요.

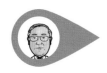

동물도 다양한 병에 걸릴 텐데, 한 병원에서 모두 치료할 수 있나요?

　작은 병원에서 치료하기 힘든 경우는 전문인 수의사에게 보내 치료받을 수 있도록 합니다. 미국에서는 1990년대에 안과, 내과, 피부과, 외과, 동물 정신과 등 각 분야에서 3~5년간 수련의 교육을 받은 전문 수의사(Veterinary Specialist)들이 모여 대학 병원처럼 전문인/응급 수의과 병원(Specialist/Emergency Hospital) 운영을 시작했죠.

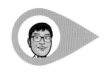

치과 진료를 하며 다른 진료 분야와 협업해야 하는 경우도 있나요?

네 당연합니다. 수술하거나 치료할 때, 만성질환 혹은 전신질환이 있는 경우에는 내과 전문의와 상의해 진료합니다. 정신과 질환을 가지고 있는 환자의 경우는 약 부작용으로 구강 내 질환이 발생할 수도 있어서, 정신과 전문의와 상의 후 진료하죠.

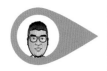

전문의 과정을 마친 후 개원은 어렵지 않은지 궁금해요.

앞으로 개원하는 후배들은 지금보다 어려움이 있을 겁니다. 요즘은 파산하는 개인 병원 의사들도 늘어나고 있거든요. 모든 경영은 시장의 요구(needs)를 얼마나 파악하는가에 있습니다. 개업은 의료인으로서의 활동도 있지만, 경영자로서 철저히 준비하지 못했다면 의료활동에도 많은 제한이 생길 수밖에 없어요.

정형외과의 경우 타 과와 달리 개인 병원에서도 대학 병원 수준의 수술과 치료를 할 수 있는 과이기도 해요. 그러나 제도 문제로 의료보험이 되는 수술은 개인 병원에서 피하는 경향이 늘어나고 있습니다. 그래서 척추관절 전문 병원 등 비보험 수술을 하는 병원이 증가하기도 하죠.

대학에서 배우고 수련한 그대로 정직하게 환자를 위하자는 초심은 중요합니다. 하지만 의사로서 가진 초심을 의료 일선에서 유지하려면 개업하기 전에 '의료 시스템과 의학적 판단 사이 매 순간 선택해야 하는 상황에서, 어떻게 행동해야 하는가'라는 질문에 대해 충분히 고민해 보고, 본인의 기준을 명확하게 해야 합니다.

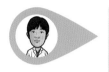

흉부외과 등 힘든 과를 지원하는 의사들이
점점 줄어들고 있어 문제라는 신문 기사를
보았습니다. 앞으로는 어떻게 변화할까요?

　안타깝게도 현재 우리나라의 의료 현실에서 흉부외과, 산부인과, 외과, 내과 등 환자의 생명을 직접 다루면서도 중요한 과의 인기가 떨어지고 있어요. 반면 성형외과, 피부과 등 미용 의학은 필요 이상으로 많은 인력이 지원하며, 병원도 포화 상태죠. 의료 과 사이의 불균형이 사회 문제를 유발하고 있고, 비인기 과에 대한 처우 개선이 이루어지지 않는다면 현재 상황은 계속될 것으로 예상합니다. 하지만 이러한 불균형을 개선하기 위한 노력이 여러 곳에서 이루어지고 있고, 의료인 대부분이 공감하고 있어요. 후배 의사들이 본인의 적성에 맞는 과에서 의술을 펼칠 수 있도록 하는 것이 현재 의료인들의 사명이라 생각합니다.

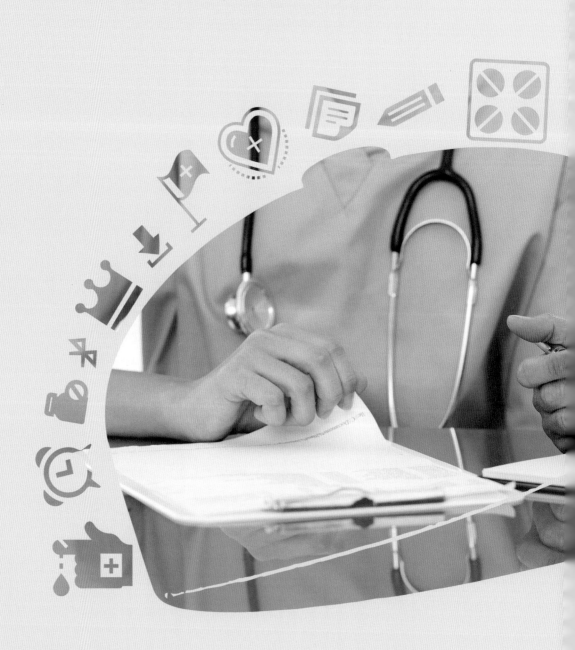

예비 의사
아카데미

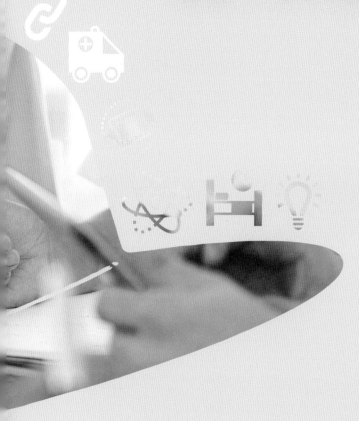

의대, 한의대, 치과대, 수의대 설치 현황

➕ 의대가 설치된 대학 현황(가나다순)

지역	설립구분	대학명
서울 (9개 대학)	국립	서울대학교
	사립	경희대학교
		고려대학교
		성균관대학교
		연세대학교
		이화여자대학교
		중앙대학교
		카톨릭대학교
		한양대학교
지방 (28개 대학)	국립	경북대학교
		경상대학교
		부산대학교
		전남대학교
		전북대학교
		제주대학교
		충남대학교
		가천대학교

지방 (28개 대학)	사립	가천대학교
		건양대학교
		계명대학교
		고신대학교
		단국대학교(천안)
		대구 카톨릭대학교
		동아대학교
		서남대학교(2017년 폐교 결정)
		순천향대학교
		아주대학교
		연세대학교(원주)
		영남대학교
		울산대학교
		원광대학교
		을지대학교
		인제대학교
		인하대학교
		조선대학교
		카톨릭 관동대학교
		한림대학교

의학전문대학원이 설치된 대학 현황(가나다순)

전국 (3개 대학)	국립	강원대학교
	사립	건국대학교
		CHA의과학대학교

 ## 한의대가 설치된 대학 현황(가나다순)

설립	대학명	지역	설립	대학명	지역
사립	가천대학교	경기	사립	동의대학교	부산
	경희대학교	서울		상지대학교	강원
	대구한의대학교	경북		세명대학교	충북
	대전대학교	대전		우석대학교	전북
	동국대학교	경북		원광대학교	전북
	동신대학교	전남			

 ## 한의학전문대학원이 설치된 대학 현황(가나다순)

설립	대학명	지역	설립	대학명	지역
국립	부산대학교	부산	사립	원광대학교	전북

치과대학이 설치된 대학 현황(가나다순)

설립	대학명	지역	설립	대학명	지역
국립	강릉원주대학교	강원	사립	경희대학교	서울
	경북대학교	대구		단국대학교	충북
	부산대학교	부산		연세대학교	서울
	서울대학교	서울		원광대학교	전북
	전남대학교	광주		조선대학교	광주
	전북대학교	전북			

 치의학전문대학원이 설치된 대학 현황(가나다순)

설립	대학명	지역	대학명	지역
국립	서울대학교	서울	전남대학교	광주
	부산대학교	부산		

수의대가 설치된 대학 현황(가나다순)

설립	대학명	지역	대학명	지역
국립	강원대학교	강원	전북대학교	전북
	경북대학교	대구	제주대학교	제주
	경상대학교	경남	충남대학교	대전
	서울대학교	서울	충북대학교	충북
	전남대학교	광주		
사립	건국대학교	서울		

의사를 꿈꾸는 학생들에게 추천하는 책

도서명	저자	출판사	영역
과학혁명의 구조	김명자 역	까치글방	
나는 고백 한다 현대의학을	아툴 가완디	동녘사이언스	
내 몸 안의 과학	예일병	효형 출판	
내 몸 안의 지식여행 인체생리	다나카 에츠로	전나무숲	
미래의 의사에게	페리 클라스	미래인	
바티스타 수술팀의 영광	가이도다케루	예담	
불량의학	크리스토퍼 완제크	열대림	
생명의 미학	박상철	생각의 나무	
소설 의과대학	강동우	문학사상사	
소유냐 존재냐	에리히 프롬	병우사	
스마트 헬스의 미래	전진옥	전자신문사	일반의사
어느 의사의 고백	김숙진 역	지호	
유전과 혈액형 WHY	전재운	예림당	
유전자의 세기는 끝났다	이한음 역	지호	
의대를 꿈꾸는 대한민국 천재들	이종훈	한언	
의학 이야기	히포크라테스	서해문집	
이기적 유전자	리처드 도킨스	을유문화	
종의 기원	찰스 다윈	동서문화사	
종합병원 2.0	박재영	청년의사	
청년의사 장기려	손흥규	다산책방	
청진기가 사라진 이후	에릭 토플	청년의사	
친구가 되어 주실래요	이태석	생활성서사	
하버드 대학 병원의 의사들	한성구 역	몸과마음	
하버드 의대가 당신의 식탁을 책임진다	월터 C. 월렛(손수미 역)	동아일보사	
현대 의학의 위기	소의영 역	사이언스북스	
확장된 표현형	리차드 토킨스	을유문화사	

도서명	저자	출판사	영역
논어	공자	휴머니스트	한의사
동서양의 인간 이해	서광사	한자경	
동양철학과 한의학	김교빈	아카넷	
몸 한의학으로 다시 태어나다	안세영	와이겔리	
몸의 역사 몸의 문화	강신익	휴머니스트	
생명과학의 이해	양성렬	동화기술	
오행은 뭘까?	전창선	와이겔리	
음양오행으로 가는 길	전창선	와이겔리	
음양이 뭐지	전창선	와이겔리	
한국에서 의를 논한다	이종찬	소나무	
한의학 어떻게 공부할 것인가	손영기	북나무	
한의학 특강	박찬국	집문당	
한의학의 원류를 찾다	장기성	청홍	
허준을 꿈꾸는 아이들	김태균	북라인	
허준을 꿈꾸는 아이들 그들의 한의대 이야기	김태균	북라인	
치과의 비밀 아플까봐 무섭고 비쌀까봐 두려운	류성용	페이퍼로드	치과의사
치과의사는 입만 진료하지 않는다	아이다 요시테루	정다와	
치아를 보면 건강과 체질이 보인다	박금출	예지	
히포크라테스도 몰랐던 치아와 턱관절의 비밀	장수창	굿-자연	
닮은꼴 영혼	앨런쇼엘	에피소드	수의사
수의사가 말하는 수의사	김영찬	부키	
애완동물 사육	연제국	부민문화	
유쾌한 수의사의 동물병원 24시	박대곤	부키	
인간의 위대한 스승들	제인 구달	바이북스	
제인 구달의 생명사랑 십계명	최재천 역	바다 출판	
최재천의 인간과 동물	최재천	궁리	

의사를 꿈꾸는 학생들에게
추천하는 영화

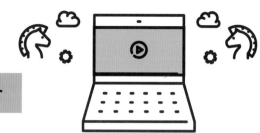

[Movie]

헐리우드 의사

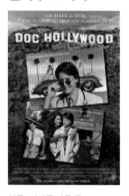

감독: 마이클 카튼 존스
출연: 마이클 J. 폭스,
　　줄리 워너, 우디 해럴슨

워싱턴 D.C. 종합병원에서 인턴으로 일하던 성형외과 전공의 젊은 청년 '벤'은 베벌리힐스의 유명한 성형외과에 취직이 되어, 빨간 자신의 애마를 몰고 대륙 횡단의 길을 떠난다. 벤은 신나게 차를 운전하다가 그만 실수로 길을 잘못 들어 어느 시골 마을에 들어선다. 그는 마을에 들어서자 한가롭게 거니는 소 떼를 피하려다가 그만 남의 집 울타리를 부수는 바람에 재판을 받게 된다. 울타리의 주인인 판사는 마을에 쓸만한 의사가 없어 고민하던 중, 벤에게 마을에서 36시간 동안 봉사하라는 벌을 내린다. 이 마을에는 이곳에서 태어나 이 마을에서 살아온 성질 급한 의사 '호구'가 있는데, 아기를 받아내는 것에서부터 개구쟁이들의 배탈 치료까지 만병을 다루던 일반 종합의사였다. 그러나 그는 이제 너무 나이가 들어 오히려 남의 도움을 받아야 할 형편이다. 그래서 벤은 이 마을에서, 몰려드는 환자를 돌보고 왕진까지 하게 된다. 벤은 이 마을의 의사로 봉사하면서 자신의 성공적인 삶에 대해 다시 생각하게 된다. 마침내 고민과 갈등 끝에 벤은 이 마을에 눌러살게 된다.

닥터 K

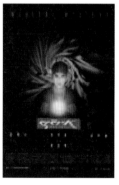

감독: 곽경택
주연: 차인표, 김혜수, 김하늘

신경외과 4년 차 레지던트 강지민(닥터 K: 차인표 분)은 의사로서는 보기 드물게 언제나 깨끗하고 정갈한 차림이다. 하루 두 시간 이상 자지 않는 스케줄 속에서도, 10시간이 넘는 수술을 집도하는 그의 모습은 활력이 넘친다. 그의 이러한 모습은 간호사뿐만 아니라 동료 의사, 환자들로부터 부러움의 대상이다. 강지민과 의과대학 동기이자 신경외과 과장 이석명(유인촌 분)의 조카딸인 표지수(김혜수 분)는 마취과 전문의이다. 의과대학 시절부터 줄곧 일등을 놓친 적이 없는 강지민 때문에 표지수는 항상 2등에 만족해야 했고 그에게 질투와 시기를 느끼기도 했지만, 차츰 그런 감정은 동경과 신비로움으로 바뀌고, 의과대학 졸업 후 전공을 선택할 때도 강지민과 수술실에 같이 있고 싶어 마취과를 선택한다. 한편 지민은 도저히 살릴 수 없는 어린 환자 셋을 응급수술을 통해 살려낸다. 이에 신경외과 과장 이석명은 강지민의 수술 과정에 의심을 하게 되면서 강지민에 대한 관찰을 시작한다.

스노우 독스

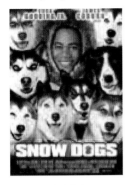

감독: 브라이언 레반트
주연: 쿠바 구딩 주니어,
　　　제임스 코번

마이애미의 치과의사인 테드(쿠바 구딩 주니어 분)는 아침이면 바다를 끼고 조깅을 하고 햇살이 좋을 때는 해변에서 휴식을 취하는 즐거움으로 산다. 그런 그에게 한 통의 소환장이 날아든다. 알래스카의 어느 여인이 그에게 유언장을 남겼다는 것이다. 유언장을 남긴 여인은 테드의 친 어머니였다. 유산을 상속받기 위해 알래스카까지 날아간 테드에게 친 어머니가 남겼다는 가장 소중한 유산은 다름 아닌 썰매 개 여덟 마리가 전부다. 이 그때 난감해하는 테드 앞에 괴팍한 노인 썬더 잭(제임스 코번 분)이 나타난다. 그는 테드에게 대뜸 썰매개 중 가장 힘이 좋은 디몬을 팔라고 한다. 한편 이를 강력하게 가로막는 미모의 여인 바브(조애나 바칼소 분)로부터 친 어머니가 개 썰매에 대한 열정이 얼마나 대단했는지 알게 되어, 테드는 곧 있을 개 썰매 시합을 대비해 본격적인 훈련에 들어간다. 그러나 많은 사람들은 이방인인 테드에게 망신을 주었다. 믿었던 썬더 잭마저 테드에게 불친절하게 대하자, 테드는 개 썰매 시합을 포기하고 마이애미로 돌아온다. 그는 TV 중계를 통해서 개 썰매 경주를 보다가 썬더 잭이 자신에게 거짓말을 했다는 사실을 깨닫고 다시 알래스카로 달려가게 된다.

닥터 존 두리틀

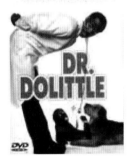

감독: 베티 토마스
주연: 에디 머피

두리틀 박사(에디 머피 분)는 아름다운 아내와 귀여운 두 딸을 둔 잘 나가는 의사이다. 그러나 평범하던 그의 인생에 놀라운 일이 일어났다. 바로, 동물의 말을 알아들을 수 있게 된 것이다. 동물과 의사소통이 되면서부터, 동물들은 아주 신이 나서 두리틀 박사의 집으로 몰려들어 자신들의 어려움을 하소연하기 시작했다. 내과 의사였던 두리틀 박사는 어느 순간에 수의사로 바뀌어 버렸다. 주위에서는 동물 소리를 흉내 내고 이상한 행동을 하는 두리틀 박사를 정신병원에 보내 버리고 만다. 한편, 서커스단 호랑이가 병에 걸렸다는 소식을 전해 들은 두리틀 박사는 병원을 몰래 빠져나오게 되고 호랑이를 치료하려는 두리틀 박사의 헌신적인 노력이 시작된다. 병원에서 사라진 그를 찾아내려 일대 소동이 일어나고, 두리틀 박사는 대대적인 호랑이 수술 작전에 들어가게 된다.

패치 아담스

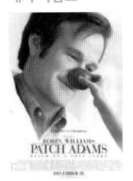

감독: 톰 새디악
주연: 로빈 윌리엄스

1969년, 헌터 아담스(Patch Adams: 로빈 윌리엄스 분)는 불행한 가정환경에서 자라나 자살 미수로 정신병원에 수용된다. 삶의 방향을 잃고 방황하던 그는 정신 병원의 동료환자로부터 영감을 받아 '패치 아담스'로서 새 인생을 시작하고, 사람들의 정신적 상처까지 치료하는 진정한 의사의 길을 꿈꾼다. 버지니아 의과대학에 입학한 패치는 3학년이 되어서야 환자를 만날 수 있다는 규칙을 무시하고 특유의 아이디어와 장난으로 환자들의 마음까지 따뜻하게 치유하려고 몰래 환자를 만난다. 그는 학교 측의 몇 번의 경고에도 아랑곳하지 않고 산 위의 허름한 집을 개조해 의대생 친구들과 함께 소외되고 가난한 이들을 위한 무료 진료소를 세운다. 그러다 고지식한 학과장이 패치에게 퇴학처분을 내리자, 패치는 주립의학협회에 제소한다. 마침내 그는 환자를 향한 열정과 학업 성적을 인정받아 졸업하게 된다.

생생 인터뷰 후기

청소년 시절에 감명 깊게 읽었던 한 권의 책은 인생을 살아가는 데 아주 소중한 밑거름이 되고, 진로를 선택하는 데 많은 영향을 미칩니다. 책을 통해 만난 다른 사람의 삶을 통해서, 앞으로 세상을 살아갈 자신의 진로를 탐색하고 설계하는 데에 도움을 줍니다.

이 책에는 의사가 갖추어야 할 자질과 의사가 하는 일, 의사가 되는 방법 등 의사를 꿈꾸는 청소년들에게 필요한 정보가 담겨있습니다. 또한, 의사로서 의료 현장에서 묵묵히 맡은 바 임무를 다하고 있는 일곱 분의 의사들의 생생한 커리어패스가 인터뷰 형식으로 담겨있습니다.

그동안 사회 각 분야의 200여 명 이상 직업인을 인터뷰하면서 매번 느끼는 바이지만, 자신의 분야에서 투철한 직업의식과 직업윤리를 갖고 활동하고 계시는 분들의 이야기에 감동하곤 합니다. 이번에도 '의사'라는 직업을 갖고 계시는 일곱 분의 내용에 진한 감동을 느꼈습니다.

국민의 건강 예방 분야에 큰 노력을 하며, 방송 출연 등으로 바쁜 여에스더 님, 중국 북경에서 한국의 뛰어난 성형 분야 의술을 전파하고 있는 류민희 님, 천안에서 지역 주민의 건강을 위해 헌신하고 있는 오랜 지인 서동운 님, 이번 인터뷰에서 가장 젊은 의사로서 신경과 분야에서 활동하고 있는 동료 교사의 남동생 조진호 님, 한방재활 분야와 스포츠한의학회에서 열정적인 활동을 하고 계시는 김용 님, 머나먼 소록도에서 한센인을 위해 헌신적으로 노력하며 많은 이에게 선행의 본보기가 되는 오동찬 님, 한국에서 수의학과를 졸업하고 미국으로 건너가 동물병원을 운영하셨고 현재는 은퇴 후의 삶을 살고 계시는 김문소 님. 이 일곱 분의 소중한 말씀이 의학도를 꿈꾸는 청소년들에게 큰 귀감이 될 것으로 생각합니다.

나의 삶은 내 생각이 그리는 대로 그려지고, 내 마음이 바라는 대로 흘러갑니다. 부디 이 책이, 의사를 꿈꾸는 많은 청소년에게 스스로 꿈을 계획하고 실천하며, 자신의 삶을 사랑하는 마음을 키워 나가도록 돕는 밑거름이 되기를 소망합니다. 아울러 인터뷰에 참여하여 수많은 청소년에게 훌륭한 멘토가 되어주신 일곱 분의 의사께 진심으로 감사드리며 사랑을 전합니다.